Helga Vollmer

# Die Schilddrüse, das launische Organ

Helga Vollmer

# Die Schilddrüse, das launische Organ

## Funktionen kennen, Störungen vorbeugen, Erkrankungen heilen

Mit persönlichem Schilddrüsen-Check

Ratgeber Ehrenwirth

Die Deutsche Bibliothek – CIP-Einheitsaufnahme
**Vollmer, Helga:**
Die Schilddrüse, das launische Organ : Funktionen kennen,
Störungen vorbeugen, Erkrankungen heilen ; mit persönlichem
Schilddrüsen-Check / Helga Vollmer. – 3. Aufl. – München : Ehrenwirth,
1995
(Ratgeber Ehrenwirth)
ISBN 3-431-03350-4

ISBN 3-431-03350-4

Umschlag: Rainald Schwarz, München
unter Verwendung eines Fotos von Prof. Dr. G. Mödder
Layout: Helga Schörnig
Satz: ew print & medien service gmbh, Würzburg
Druck: Landesverlag Linz
Printed in: Austria

# Inhalt

# Einleitung

Kitschige Heimatbilder sind ein Paradebeispiel dafür: Pompöses Alpenpanorama, im Vordergrund sitzen Bauer und Bäuerin auf der Bank vor ihrem Hof, erd- und heimatverbunden, rechtschaffen und ehrlich, die abgearbeiteten Hände ruhen im Schoß – und mindestens einer der beiden Eheleute ist mit einem kräftigen Kropf gesegnet.
Spötter nennen jenes Gebilde auch »Allgäuer Sportabzeichen«, als ob es den Kropf nur in dieser Region des Alpenvorlandes gäbe. Eines aber ist richtig: Menschen mit Kropf begegnet man eher in gebirgigen Gegenden als am Meer. Für Deutschland trifft dies allerdings nicht (mehr) zu. Deutschland zählt zu den »Jodmangelgebieten«. Und zwar ist ganz Deutschland einem Bericht zufolge, den die Deutsche Gesellschaft für Ernährung (DGE) zum Jahresende 1992 vorlegte, ein sogenanntes »Strumaendemiegebiet« – im Gegensatz zu unseren alpenländischen Nachbarn Österreich und Schweiz. Damit bezeichnet man ein Gebiet, in dem zeitlich unbegrenzt, räumlich aber begrenzt eine Krankheit unter der einheimischen Bevölkerung herrscht: die krankhafte Veränderung der Schilddrüse. Diese Tatsache ist nicht nur bedenklich, sondern sogar äußerst gefährlich. So haben aktuelle Untersuchungen in den alten und neuen Bundesländern ergeben, daß es durch Strukturgleichheit in Geographie und Ernährung hinsichtlich des Jodmangels in der gesamten Bundesrepublik kein Nord-Süd-Gefälle mehr gibt. Norddeutsche haben genauso Probleme mit der Schilddrüse wie die Menschen in Süddeutschland. Um dazu nach der Wiedervereinigung von West- und Ostdeutschland aktuelle Daten über die Versorgung mit Jod zu erhalten, wurde 1991/92 bei 2 094 Erwachsenen im Alter von zwanzig bis vierzig Jahren in 36 Städten die Jodausscheidung im Urin gemessen. So erhielt man indirekt ein Maß für die Jodaufnahme mit der Nahrung.
Wie die nachfolgende Abbildung zeigt, besteht in allen Teilen Deutschlands – ohne Unterschiede zwischen West und Ost – eine unzureichende Jodversorgung.
Über zehn Prozent der Deutschen weisen beispielsweise eine bereits tastbare Schilddrüsenvergrößerung (Struma bzw. Kropf) auf, die zu Atem- und Schluckbeschwerden sowie zu schwerwiegenden Störungen des Stoffwechsels führen kann. Rund 100 000 Schilddrüsenoperationen, 1,3 Millionen Tage von Arbeitsunfähigkeit und volkswirtschaftliche Kosten

| Stadt | Wert |
|---|---|
| 1. Schleswig | 86/4 |
| 2. Lübeck | 61/7 |
| 3. Rostock | 71/4 |
| 4. Stralsund | 76/5 |
| 5. Heide | 43/3 |
| 6. Neumünster | 57/3 |
| 7. Schwerin | 51/3 |
| 8. Greifswald | 33/4 |
| 9. Wilhelmshaven | 47/3 |
| 10. Bremen | 61/4 |
| 11. Lüneburg | 92/5 |
| 12. Osnabrück | 76/4 |
| 13. Bielefeld | 61/4 |
| 14. Braunschweig | 64/3 |
| 15. Magdeburg | 66/3 |
| 16. Berlin | 118/6 |
| 17. Cottbus | 81/5 |
| 18. Mönchen-Gladbach | 67/4 |
| 19. Dortmund | 89/5 |
| 20. Kassel | 57/3 |
| 21. Erfurt | 66/3 |
| 22. Dresden | 44/2 |
| 23. Aachen | 66/5 |
| 24. Bonn | 61/3 |
| 25. Trier | 73/5 |
| 26. Offenbach | 67/4 |
| 27. Neunkirchen (Saarland) | 79/6 |
| 28. Mannheim | 59/4 |
| 29. Bayreuth/Hof | 59/4 |
| 30. Stuttgart | 82/5 |
| 31. Regensburg | 94/6 |
| 32. Passau | 79/4 |
| 33. Emmendingen | 80/5 |
| 34. Konstanz | 48/3 |
| 35. Ulm | 74/4 |
| 36. Kempten | 66/3 |

(Im Durchschnitt ergibt sich ein Wert von 66/4.)

*Die erste Zahl in der Abbildung bezieht sich jeweils auf die Jodausscheidung im Harn in Mikrogramm pro Gramm Kreatinin (Sollwert => 150 Mikrogramm Jod pro Gramm Kreatinin). Die zweite Zahl gibt die Jodkonzentration in Mikrogramm pro Deziliter Harn an (Sollwert => 10 Mikrogramm Jod pro Deziliter Harn)*

*(Quelle: Gutekunst, R., Jodmangel in Deutschland.)*

von rund 2 Milliarden Mark pro Jahr sind die Folge. Seit längerem weisen Wissenschaftler und Ärzte auf diese Gefahr hin. So forderte unter anderem Professor Dr. Harald Schicha, Direktor der Klinik und Poliklinik für Nuklearmedizin der Universität Köln, bei einem Gespräch mit der Ärzte-Zeitung (23. 3. 1993), daß eine Jodprophylaxe durch jodiertes Speisesalz endlich gesetzlich vorgeschrieben wird. Denn damit könnte wahrscheinlich mehr als die Hälfte der Schilddrüsenoperationen vermieden werden. Häufig handelt es sich nämlich dabei um Eingriffe an Patienten, die in der Vergangenheit bereits einmal an einer Erkrankung der Schilddrüse litten. Immerhin haben über 80 Prozent von uns eine Schilddrüsenfunktionsstörung, eine Schilddrüsenüber- oder -unterfunktion. Viele wissen nichts davon, weil Beschwerden erst auftreten, wenn bereits eine Veränderung der Schilddrüse stattgefunden hat. Dabei handelt es sich um Erkrankungen, die – im wahrsten Sinne des Wortes – überflüssig sind wie ein Kropf! Die meisten Probleme mit der Schilddrüse könnten nämlich vermieden werden, wenn wir uns über den Jodmangel in unserem Land bewußt wären. Und wenn wir und die Lebensmittelindustrie daraus Konsequenzen ziehen und Vorsorge treffen würden, beispielsweise durch die Verwendung von jodiertem Speisesalz in der Lebensmittelherstellung oder indem wir den Jodmangel mit Tabletten ausglichen. Professor Schicha vertritt die Ansicht, daß *aufgeklärte* Verbraucher entsprechende Produkte fordern würden, was wiederum ein starker Anreiz für die Hersteller sein könnte. »Dazu müßte die Bevölkerung aufgeklärt sein. Aber es ist ja noch nicht einmal die Ärzteschaft aufgeklärt«, klagte der Klinikdirektor und meinte, nur mit einer gesetzlich vorgeschriebenen Jodprophylaxe könne erreicht werden, daß die gesamte Bevölkerung ausreichend mit Jod versorgt sei. Eine ausschließlich freiwillige Verwendung von jodiertem Speisesalz im privaten Bereich reiche für die Prophylaxe nicht aus.
Andere Länder, wie die USA, Kanada und Schweden oder unsere Nachbarländer England, Österreich und die Schweiz, haben mit einer gesetzlich vorgeschriebenen Verwendung von jodiertem Speisesalz für die Nahrungsmittelherstellung durchweg gute Erfahrungen gemacht. In den USA ist bereits seit 1927 Jodsalz in der Lebensmittelfertigung vorgeschrieben; beispielsweise wird dort selbst der Geschmack des Weißbrots mit Jodsalz verfeinert.
Auch in der DDR machte man seinerzeit gute Erfahrungen mit der Jodsalzprophylaxe. Nachdem diese 1985 eingeführt wurde, ging die Häufigkeit von Kröpfen und die von Schilddrüsenunterfunktionen bei Neugebore-

nen zurück. »Dort«, sagt Professor Schicha, »war man wirklich auf dem besten Weg und steht nun vor einem Scherbenhaufen.« Nicht zu sprechen von den Folgekosten des Jodmangels. »Das alles ist unnötig wie ein Kropf«, behauptet – bildlich gesprochen – auch Professor Schicha.
Ursache für unsere unzureichende Jodversorgung ist der geringe Jodgehalt des Bodens und der daraus resultierende niedrige Jodgehalt fast aller Nahrungsmittel. Denn damit Schilddrüse und Stoffwechsel normal funktionieren, ist es wichtig, ausreichend Jod zu sich zu nehmen. Experten empfehlen mindestens 200 Mikrogramm pro Tag. Doch die tägliche Nahrung der Deutschen weist demgegenüber ein Joddefizit auf, das bei Erwachsenen zwischen 120 und 150 Mikrogramm pro Tag beträgt.
Neugeborene haben bei uns im internationalen Vergleich die niedrigste Jodkonzentration im Urin. Das heißt, diese Kinder sind bereits prädestiniert für Schilddrüsenbeschwerden und -erkrankungen in späteren Jahren.
Nun werden manche einwenden, man begegnet doch kaum mehr Menschen mit einem Kropf. Das gab's doch nur früher!
Das ist richtig. Zum einen, weil man heutzutage – im Gegensatz zu jenem berühmten Bauern auf der Alm – einen Kropf rechtzeitig behandelt und gegebenenfalls operiert, zum anderen aber – und das ist noch viel entscheidender – gilt ein Kropf nur als eines der Zeichen einer gestörten Schilddrüsenfunktion. Alle anderen Erkrankungen und Folgen einer Schilddrüsenfunktionsstörung sind nicht so markant sichtbar, aber nichtsdestoweniger gefährlich und belastend für den Betroffenen.
Die Therapie von Schilddrüsenkrankheiten ist meist langwierig. Infolge Unwissenheit oder Unterschätzung brechen viele Patienten die Behandlung frühzeitig ab. Die Folgen sind nicht selten schwerwiegende Erkrankungen oder Operationen, die durch gründlichere Aufklärung und Mitarbeit des Patienten leicht hätten vermieden werden können. So liegt die Ursache für derartige Folgeerkrankungen der Schilddrüse häufig darin, daß Patienten die Einnahme von Jodidtabletten oder Schilddrüsenhormonen nach einiger Zeit abbrechen, weil es ihnen bessergeht, weil sie keine Beschwerden mehr haben und außerdem eine regelmäßige Einnahme von Tabletten ablehnen.
Noch einmal – Deutschland ist Jodmangelgebiet: alle unsere Lebensmittel – mit Ausnahme von Meeresfischen – enthalten sehr wenig Jod. Selbst bei abwechslungsreicher Ernährung und ausschließlicher Verwendung von jodiertem Speisesalz im Haushalt kann der Jodbedarf nicht vollständig

über die Nahrung abgedeckt werden. Besonders nicht in Phasen von hormoneller Umstellung wie Pubertät, Schwangerschaft, Stillzeit oder Klimakterium.
Bei starkem Jodmangel über längere Zeit besteht nicht nur die Gefahr, daß sich die Schilddrüse vergrößert, sondern auch, daß sich die Zellen der Drüse verändern. Es bilden sich möglicherweise sogenannte kalte oder heiße Knoten, die oft nur noch operativ entfernt werden können.
Zwischen Jodmangel und der Häufigkeit von Schilddrüsenkrebs besteht zwar kein nachweisbarer Zusammenhang, jedoch treten die bösartigen Krebsformen häufiger auf, wenn der Schilddrüse über längere Zeit zuwenig Jod als Hormonbaustein zur Verfügung steht.

Nun sind Sie mit einer Menge von Informationen »überfallen« worden, die vermutlich sehr verwirrend klingen. Ist die richtige Funktion der Schilddrüse wirklich so wichtig? Ja, sie ist es! Und eine ausreichende Menge von Jod in unserer Nahrung? Ebenfalls! Kann man tatsächlich Funktionsstörungen der Schilddrüse oder gar einem Kropf vorbeugen?
Und wie gut man das kann! Vor allem aber – es ist relativ einfach. Doch gehen wir Schritt für Schritt vor.

# 1. Die Schilddrüse und ihre Funktionen

Solange sie ihre Arbeit »normal« erfüllt, bleibt sie unsichtbar. Erst wenn die Schilddrüse nicht mehr richtig funktioniert und dies zu Mißempfindungen, zu Dysfunktionen oder sogar zu schweren Erkrankungen führt, nimmt man diese kleine Drüse wahr.
Eine gesunde Schilddrüse ist nämlich wegen ihrer geringen Größe nicht zu sehen und meist auch nicht zu tasten.
Sie, diese kleine endokrine Drüse (siehe S. 21) mit dem lateinischen Namen *Glandula thyroidea,* hat Ähnlichkeit mit einem Schmetterling. Sie liegt vor sowie rechts und links von der Luftröhre und unterhalb des Kehlkopfs. Beim Neugeborenen wiegt sie etwa zwei Gramm und beim Erwachsenen durchschnittlich zwischen 18 (Frau) und 25 (Mann) Gramm. Die beiden Lappen von der Größe eines Taubeneies, die »Schmetterlingsflügel«, sind durch ein schmales Verbindungsstück vor der Luftröhre, den *Isthmus,* miteinander verbunden. Bei etwa der Hälfte der Menschen zieht sich ein längerer Fortsatz, der Pyramidenlappen *(lobus pyramidalis),* über den Isthmus nach oben zum Zungenbein. Die oberen Teile der »Flügel« reichen bis zum Schildknorpel des Kehlkopfs (woraus auch der deutsche Name »Schilddrüse« resultiert), die unteren Ränder enden knapp oberhalb des Überganges vom Hals zum Brustraum. Die großen Blutgefäße des Halses *(Halsschlagader* mit *Gehirnkarotis, Gesichtskarotis, Karotissinus* und der *Schilddrüsenarterie* sowie die *große Halsvene)* ziehen seitlich sehr nah an den Schilddrüsenlappen vorbei.
Drehen Sie Ihren Kopf stark zur Seite, spüren Sie auf der jeweils gegenüberliegenden Seite einen kräftigen, hervorspringenden Muskelstrang. Diese beiden Muskeln verjüngen sich nach unten und stoßen am oberen Brustbeinrand zueinander. An dieser Stelle kann man eine kleine Grube tasten, die im Fachjargon *Jugulum* heißt und über dem Brustbein, *Sternum,* liegt. Vergrößert sich die Schilddrüse wegen Funktionsstörungen, kann sie hinter dieses Sternum *(retrosternal)* wachsen.
Die Umgebung der Schilddrüse wird hier deswegen so genau beschrieben, weil bei einer Schilddrüsenvergrößerung die Nachbarschaft in Mitleidenschaft gezogen wird: so kann es beispielsweise zu einer Verlagerung und Einengung der Luftröhre kommen. Das äußert sich zunächst mit einem Gefühl, als trüge man einen zu engen Hemdkragen, oder man meint, beim Lesen oder Nach-unten-Schauen keine Luft mehr zu bekommen.

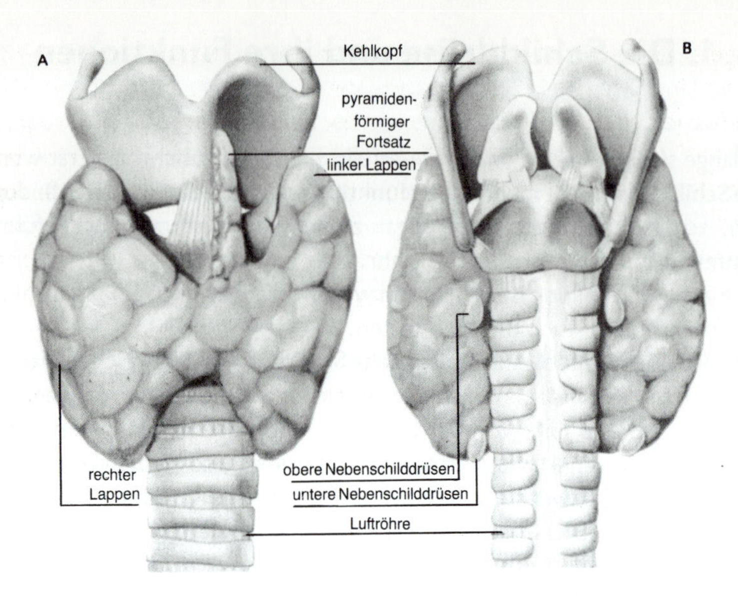


*Die Schilddrüse und ihre Lage (A = Vorderseite, B = Rückseite)*

In manchen Fällen drückt die vergrößerte Schilddrüse auf die großen Halsvenen, und es kommt zu einer sogenannten *Einflußstauung*. Wieder andere Menschen haben den Eindruck, sie bekämen eine Erkältung, weil die Stimme nicht mehr richtig funktioniert und heiser klingt.
Auf beiden Seiten der Schilddrüse führt nämlich ein Nerv hinab in die Brusthöhle, schlingt sich dort um ein großes Blutgefäß und führt wieder halsaufwärts. Es ist der Stimmbandnerv *(Nervus laryngeus recurrens;* recurrens = zurücklaufend). In einer Furche verläuft er zwischen Luft- und Speiseröhre zum Kehlkopf *(Larynx)* hoch, wo er die inneren Kehlkopfmuskeln und damit die Stimmbänder versorgt. Drückt eine vergrößerte Schilddrüse auf diesen Nerv, kann es zu einer ständigen Reizung der Stimmbänder und damit zu Heiserkeit und Sprechschwierigkeiten kommen.

## Die Nebenschilddrüsen oder Epithelkörperchen

Am hinteren Rand der Schilddrüse liegen insgesamt vier *Nebenschilddrüsen,* mit ihrem fachmedizinischen Namen *Glandulae parathyreoidae.* Ihre

Lage ist jedoch variabel. Diese Epithelkörperchen haben Form und Größe einer Linse oder eines Getreidekorns, sind rehbraun und sitzen an der Hinterfläche beider Schilddrüsenlappen. Sie sind etwa 8 Millimeter lang und 30 bis 50 Milligramm schwer. Es handelt sich bei ihnen ebenfalls um selbständige Hormondrüsen. Das von ihnen produzierte *Parathormon* reguliert den Kalziumspiegel im Blut sowie den Phosphatstoffwechsel und ist damit ungeheuer wichtig für die Knochenbildung und den Knochenerhalt. Es sorgt nämlich für die Aufrechterhaltung konstanter Werte dieser Mineralstoffe in den Körpersäften.
Eine Überfunktion der Nebenschilddrüsen und damit eine Überproduktion von Parathormon führt zu einer vermehrten Phosphatausscheidung und senkt so den Phosphatgehalt des Blutes, wodurch der Kalziumgehalt im Blut ansteigt. Das wiederum verursacht einen verstärkten Knochenabbau und Kalkablagerungen in den Wänden der Blutgefäße.
Eine Unterfunktion führt umgekehrt zu einer Senkung des Kalziumspiegels im Blut und zu einer fehlerhaften Verkalkung von Zähnen und Skelett sowie zur Übererregbarkeit des Nervensystems.
Werden die Epithelkörperchen entfernt oder beschädigt – beispielsweise versehentlich bei einer Schilddrüsenoperation –, wird der Betroffene anfällig für eine sogenannte *Tetanie.* Sie äußert sich in Krämpfen, die sich durch Kribbeln, vor allem in Händen und Füßen, ankündigen.

## Die Feinstruktur der Schilddrüse

Die Schilddrüse selbst ist von einer doppelten bindegewebigen Hülle eingeschlossen, der äußeren *Fascia thyreoida* und der inneren *Capsula fibrosa.* Ver- und entsorgt wird das Ganze durch zahlreiche Arterien und Venen, die zwischen den Gewebshüllen verlaufen. Das Schilddrüsengewebe besteht aus verschieden großen Läppchen, die sich wiederum aus einer Unzahl von mikroskopisch kleinen bläschenartigen Gebilden zusammensetzen, den *Follikeln.*
Follikel – viele kennen das Wort im Zusammenhang mit dem weiblichen Eisprung – sind unterschiedlich geformte Hohlkörper. Als kugelige bis schlauchartige Gebilde reihen sie sich aneinander. Sie sind ein viertel bis einen halben Millimeter groß und werden an der Innenseite von einer Art Haut, dem *Follikelepithel,* wie von einer Tapete ausgekleidet, auf deren Außenseite sich zahlreiche *Blutkapillaren,* feinste Blutgefäße also, ver-

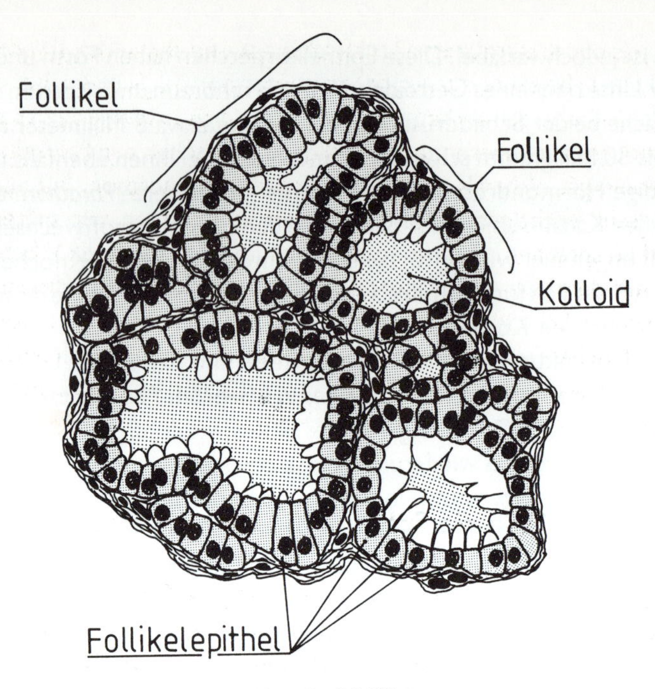


*Die Feinstruktur der Schilddrüse*

ästeln. Diese »Tapete« wiederum enthält Zellen, welche *Thyreozyten* heißen. Sie umgeben kreisförmig ein *Kolloid,* in dem sich das *Thyreoglobulin* befindet. Das ist eine gallertartige Substanz, in der das Schilddrüsenhormon gespeichert ist.
Sie sehen, welch kompliziertes und zugleich großartiges Gebilde diese an sich so kleine Drüse darstellt.
Form und Größe der Follikel, die Gestalt der Zellschicht *(Follikelepithel)* und die Masse des Kolloids inmitten der Follikel ändern sich mit dem Funktionszustand: so werden bei einer verstärkten Aktivität der Schilddrüse die Zellen zylindrisch, bei einer verminderten Funktion flachen sie ab.
Die Schilddrüsenfollikel sind von einem dichten Netz von Nervenfasern umspannt. Die Follikelzellen *(Thyreozyten)* bauen jodhaltige Hormone auf, die sie zusammen mit gleichzeitig gebildeten Eiweißstoffen in das Bläscheninnere absondern und im Kolloid speichern. Es handelt sich dabei um das Hormon *Thyroxin* (L-Tetrajodthyronin), meistens kurz $T_4$ genannt, da es vier Jodatome im Molekül enthält; und um ein zweites Schilddrüsenhor-

mon, das nur drei Jodatome im Molekül hat und deswegen *Trijodthyronin* oder kurz T3 heißt. *Kalzitonin,* das dritte Hormon der Schilddrüse, stammt nicht, wie die beiden anderen, von den Schilddrüsenzellen, den Thyreozyten, sondern aus sogenannten C-Zellen, die zwischen den Follikeln liegen. Kalzitonin gilt nicht als eigentliches Schilddrüsenhormon, hat aber eine Reihe sehr wichtiger Aufgaben. Deswegen kommen wir später noch darauf zu sprechen, denn es steht zudem in einer gewissen Wechselwirkung mit dem von den Nebenschilddrüsen gebildeten *Parathormon.*
Die von der Schilddrüse gebildeten Hormone sind so lebensnotwendig, daß ein falsches Funktionieren der Schilddrüse, verbunden mit einer Über- oder Unterproduktion ihrer Hormone, faktisch jedes Organ und Organsystem des Körpers beeinträchtigen kann.

## Wie die Schilddrüse funktioniert

Da die Herstellung dieser Hormone, der Hormonstoffwechsel der Schilddrüse, ziemlich kompliziert ist, versuchen wir, ihn uns anhand eines Beispiels vereinfacht zu erklären: Stellen Sie sich die Schilddrüse als eine Fabrik vor, die Schilddrüsenhormone herstellen soll. Dazu benötigt sie einen Rohstoff, das Jod. Über den Magen-Darm-Kanal und über das Blut gelangt das mit der Nahrung aufgenommene Jod in die Schilddrüse, wo es zur Bildung der beiden Hormone Thyroxin (T4) und Trijodthyronin (T3) benötigt wird. Genauer gesagt, die Thyreozyten nehmen Jodteilchen aus dem Blut heraus in die Fabrik Schilddrüse auf. Hier sind bereits Rohteile fertig montiert, in die das Jod nur noch eingebaut werden muß. Wird beispielsweise in die bereitstehende Aminosäure Thyrosin nur ein Jodatom integriert, heißt das Produkt Monojodthyrosin; werden zwei Jodatome eingebaut, entsteht Dijodthyrosin. Beide sind nur Zwischenprodukte, Hormonvorläufer sozusagen. Erst ein letzter Syntheseschritt führt zu den »richtigen« Hormonen:
Werden ein Molekül Monojodthyrosin und ein Molekül Dijodthyrosin zusammengestellt, entsteht Trijodthyronin (T3). Werden zwei Moleküle Dijodthyrosin gekoppelt, entsteht Tetrajodthyronin (tetra = griech.: vier), abgekürzt T4 oder Thyroxin. T3 und T4 werden als die eigentlichen Schilddrüsenhormone bezeichnet, obwohl auch das Kalzitonin, wie gesagt, eine sehr bedeutende Rolle im Körper, vor allem bei der Knochen- und Skelettbildung spielt.

Mit anderen Worten: Der wichtigste Grundstoff für die Entstehung von Schilddrüsenhormonen ist das Jod.
Doch beschäftigen wir uns zunächst mit den Drüsen unseres Körpers, die Hormone produzieren, und damit, welche Aufgaben die Hormone eigentlich erfüllen.

## 2. Welche Funktion haben Drüsen?

Der Organismus, vor allem der von hochentwickelten Lebewesen wie dem Menschen, stellt ein sehr ausgeklügeltes, harmonisches und im Normalfall perfekt ineinandergreifendes Zusammenspiel aus Tätigkeiten der Organe, Vorgängen des Stoffwechsels, der Verdauung usw. dar. Dies alles muß jedoch, wie man sich denken kann, zum einen von irgendeiner Zentrale aus gesteuert werden, zum anderen müssen die verschiedenen Steuerungssysteme ineinandergreifen beziehungsweise einander ergänzen, vor allem aber genauestens funktionieren, folglich auf irgendeine Weise miteinander in Kontakt stehen, miteinander kommunizieren. Neben dem Nervensystem stellen die *inneren Drüsen* eine dieser Regulationseinrichtungen dar.
Was versteht man nun unter »inneren« Drüsen? Gibt es denn auch »äußere« Drüsen?
Jeder hat schon von Schweißdrüsen oder Talgdrüsen gehört, deren Ausscheidungen gespürt, gesehen oder gerochen. Unsere Haut ist übersät damit. Im Mund und im Magen-Darm-Kanal besitzen wir Speicheldrüsen, Drüsen in der Leber produzieren die Galle, es gibt Drüsen in den Atemwegen, in den Harn- und Geschlechtsorganen, Frauen haben Milchdrüsen in der Brust und Männer eine Vorsteherdrüse.
Sämtliche Drüsen sondern die Stoffe, die sie herstellen, *Sekrete* genannt, über Gänge oder Kanäle ab. Gehen diese Absonderungen nach außen, so geschieht das durch Drüsen mit äußerer Sekretion oder *exokrine Drüsen,* wie beispielsweise durch die Schweißdrüsen.
*Endokrine Drüsen* dagegen, Drüsen mit innerer Sekretion, haben keine Ausführungsgänge nach außen, sondern scheiden Dutzende von chemischen Verbindungen, ihre Hormone nämlich, direkt in die Blutbahn aus. Deswegen bezeichnet man die endokrinen Drüsen auch als *Hormon-* oder *Blutdrüsen.* Zu den endokrinen Drüsen gehören:

- die *Hypophyse* oder Hirnanhangdrüse,
- die *Epiphyse* oder Zirbeldrüse, auch *corpus pineale* genannt,
- die *Schilddrüse* oder *Glandula thyreoida,*
- die Nebenschilddrüsen *(Glandulae parathyreoidae),*
- die *Thymusdrüse* oder, wie sie beim Tier heißt, das Bries,
- die Nebennierendrüsen *(Corpora supraarenalia),*

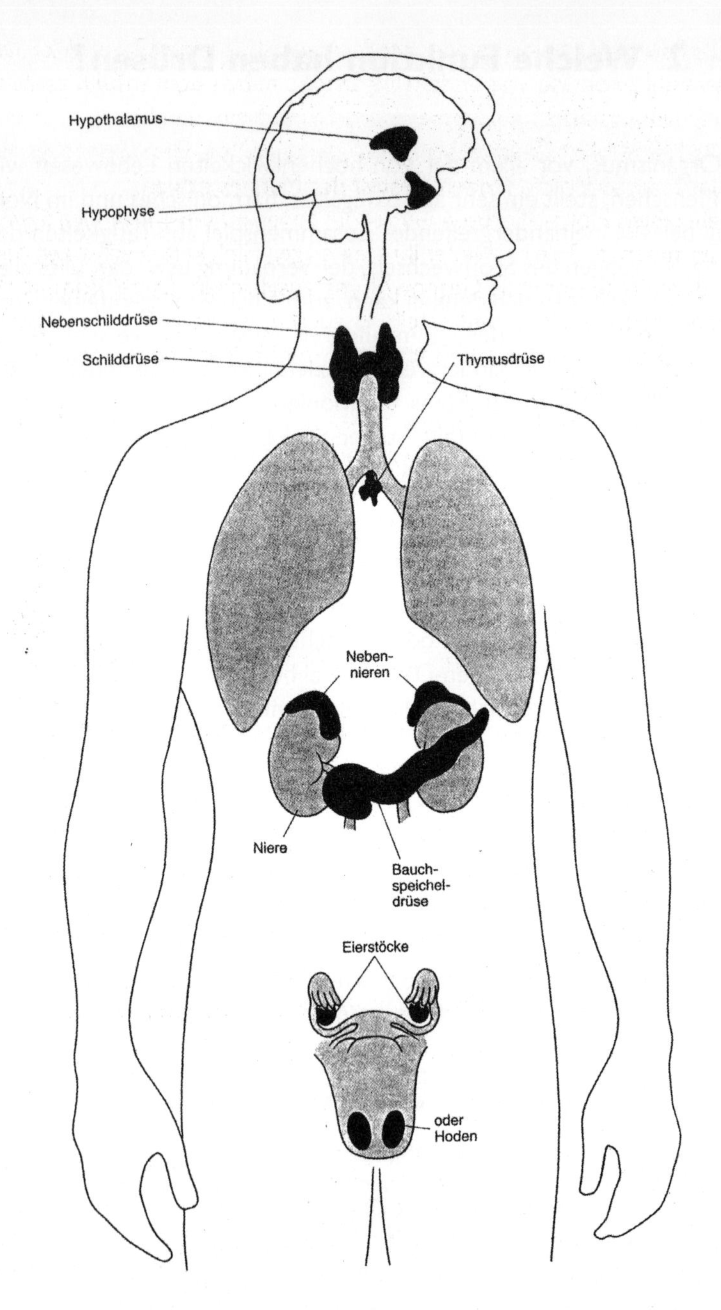


*Der Sitz der Drüsen im menschlichen Körper*

- die Bauchspeicheldrüse oder der *Pankreas* (sie ist einmalig, nämlich eine sowohl exokrine wie endokrine Drüse; neben dem Insulin stellt sie Verdauungsenzyme her, die in den Dünndarm wandern),
- die Keim- oder Geschlechtsdrüsen, zu denen die Eierstöcke *(Ovarien)* der Frau sowie die Hoden *(Testes)* des Mannes zählen.

Die einzelnen Hormondrüsen wirken im sogenannten *endokrinen System* so zusammen, daß sie entweder ihre jeweiligen Fähigkeiten ergänzen oder aber durch eine sinnvolle Gegenwirkung ausgleichen. Dabei kommt der Hirnanhangdrüse eine Sonderstellung zugute, da sie neben der eigenen Hormonproduktion auch die Tätigkeiten der übrigen endokrinen Drüsen anregen oder hemmen kann.

Störungen im Bereich der inneren Drüsen, das kann sich nun jeder sehr leicht vorstellen, haben meist ziemlich schwere Krankheitserscheinungen zur Folge. Die daraus entstehenden Krankheitsbilder sind sehr vielfältig und kompliziert. Glücklicherweise kommen Erkrankungen der endokrinen Drüsen ziemlich selten vor – mit zwei Ausnahmen: die Zuckerkrankheit *(Diabetes mellitus)* infolge einer Störung der Bauchspeicheldrüse und Erkrankungen der Schilddrüse.

Bei ersterer wie bei letzterer liegt eine Störung in der Produktion der jeweiligen Hormone vor.

Dabei gehört die Schilddrüse zu den elf lebenswichtigen Drüsen des Organismus, die ja über den ganzen Körper des Menschen verteilt sind. Ihre Säfte, die Schilddrüsenhormone, welche unmittelbar an das Blut abgegeben werden, steuern die körperliche, geistige und seelische Entwicklung ebenso wie die Fortpflanzung und den Stoffwechsel. Damit die Organe reibungslos zusammenarbeiten können, müssen im Blut immer eine bestimmte Menge von Schilddrüsenhormonen vorrätig sein. Davon nehmen sich dann die Zellen das, was sie gerade benötigen.

Doch was sind überhaupt Hormone, wozu sind sie gut?

## Die vielfältige Wirkung der Hormone

Hormone sind Botenstoffe, die von den endokrinen Drüsen hergestellt werden, um über die Blutbahnen den einzelnen Zellen oder anderen Drüsen bestimmte Informationen zu überbringen. Ihre Wirkungsvielfalt ist erstaunlich: Hormone haben nämlich nicht nur mit dem Unterschied zwischen Mann und Frau zu tun. Ob Sie wegen Ihres stänkernden Nachbarn aus der Haut fahren könnten, im Verkehrsstau immer ungeduldiger und nervöser werden, ob Sie sich über den Sieg Ihres Fußballvereins freuen oder sich über eine Niederlage schwarz ärgern, ob Sie sich Hals über Kopf verlieben oder überhaupt nicht auf Ihr Gegenüber reagieren, »schuld« daran sind Ihre Hormone. Aber es kommt noch »schlimmer«: Hormone bestimmen, ob Sie als Mädchen oder als Junge zur Welt kommen, ob Sie groß oder klein, blond oder dunkelhaarig, fröhlich oder ernst, sorglos oder eher ängstlich, aggressiv oder schüchtern sind. Sie sind auch verantwortlich dafür, ob Sie einen starken Haarwuchs haben oder eine Glatze bekommen, für die helle oder tiefe Stimme, für die Akne in der Pubertät, für bestimmte Kopfschmerzen, für Ihr seelisches Wohl- oder Mißempfinden und dafür, ob Sie gesund bleiben oder krank werden. Versuchen beispielsweise Viren oder Bakterien in unseren Körper einzudringen, so registrieren die Hormone den »Feind«, mobilisieren die körpereigene »Polizei« und dirigieren diese genau dorthin, wo die Eindringlinge zum Angriff übergehen wollen. Hormone schützen so unseren Körper, indem sie unser Immunsystem aktivieren.

Etwa sechs Billionen Zellen besitzt der menschliche Körper, und jede Zelle hat ihren eigenen Aufgabenbereich. Um aber, wie gesagt, den gesamten Organismus zum Funktionieren zu bringen, müssen die Zellen ihre Informationen und ihr »Wissen« miteinander austauschen können. Für diesen Informationsfluß zwischen einzelnen Körperregionen, zwischen Organen und zwischen den Drüsen sorgen zwei Systeme: das Nervensystem und die Hormone. Während die Nervenstränge, von Gehirn und Rückenmark ausgehend, sich in immer kleiner werdende Äste und Fasern bis hin zu den Finger- und Zehenspitzen verzweigen und den Körper sozusagen »verkabeln«, wandern die Hormone mit dem Blut durch den gesamten Organismus. Dabei richten sie den überall vorkommenden Zellen Botschaften oder Signale aus. Je nach Aufgabe und Funktion der Zelle handelt es sich um völlig unterschiedliche Hormone. Man nimmt an, daß der Mensch für seine Existenz etwa zweihundert verschiedene Hormone benötigt. Wahrscheinlich sogar mehr. Immer neue Erkenntnisse, aber auch immer noch weitere Rätsel liefern diese phänomenalen Substanzen den *Endokrinologen* – so lautet der Fachausdruck für Wissenschaftler und Ärzte, die sich mit der Erforschung von Drüsen und Hormonen beschäftigen beziehungsweise sich auf deren Behandlung spezialisiert haben. Noch immer weiß man längst nicht um alle Funktionen und Wechselwirkungen dieser winzigen Botenstoffe unseres Körpers.

Beispielsweise nehmen die Wissenschaftler an, daß die Thymusdrüse mit ihrem Hormon *Thymosin* eine große Rolle im Wachstums-, aber auch im Alterungsprozeß sowie im Immunsystem des Menschen spielt. Denn Säuglinge werden mit einer großen Thymusdrüse geboren, die dann während Kindheit und Pubertät weiterwächst. Danach fängt sie an zu schrumpfen und zu verfetten und ist beim älteren Menschen oder bei Personen, die schwere Infektionen oder ungewöhnlich starken Streß durchlebt haben, winzig klein; der Thymosinspiegel im Blut dieser Menschen ist relativ niedrig. Kinder mit einer angeborenen Thymusdrüsenstörung sind beispielsweise unfähig, eine Erkältung selbst auszuheilen, weil sie keine Infektionen abwehren können. *Lymphozyten,* das sind kleine weiße Blutkörperchen, werden nämlich zu *T-Zellen,* wenn sie den Thymus passieren. T-Zellen sind eine Art Nahkampfspezialisten, die Eindringlinge im Körper umzingeln, attackieren, zerstören, fressen oder inaktivieren. Da jedoch alle Thymusdrüsen im Alter schrumpfen, könnte eine Hormongabe von außen beispielsweise Ältere vor zahlreichen Krankheiten schützen und ihnen die gesundheitliche Stabilität von jungen Menschen zurückgeben.
Auch von der Zirbeldrüse, die das Hormon *Melatonin* produziert, weiß man noch relativ wenig. Fest steht bis jetzt, daß ihre Hormonproduktion sehr stark vom Licht abhängig ist und Melatonin die Herstellung eines auf die Geschlechtsdrüsen einwirkenden Hormons *(LH)* hemmt. Melatonin steuert den Tag-Nacht-Rhythmus und bei Tieren die jahreszeitlichen Phasen des Fortpflanzungstriebes. Werden im Herbst und Winter die Tage immer kürzer, wird die Produktion von LH durch das Melatonin immer mehr gedrosselt: damit hört bei den Weibchen der Eisprung auf, und die Hoden der Männchen werden leichter. Erst im Frühling, wenn die Tage wieder länger werden und die Kraft des Lichts zunimmt, erwacht bei den Tieren erneut das Bedürfnis nach Fortpflanzung (Frühlingsbrunst). Naheliegenderweise hat Melatonin auch einen Einfluß auf die Hautpigmentierung.
Möglicherweise entwickeln die Wissenschaftler eines Tages ein »Elixier« für längeres und gesünderes Leben und gegen das Altern, sobald sie mehr über die Funktionen der Thymusdrüse und der Zirbeldrüse und vor allem über die genauen Wirkbereiche ihrer Hormone Thymosin und Melatonin wissen.*
Hormone sind also die Stoffe, die den Ablauf unseres Lebens regulieren: sämtliche Stoffwechselabläufe, das Wachstum, die Geschlechtsfunktio-

* vgl. H. Vollmer: »Die Jahre zählen nicht«, München, Ehrenwirth 1993

nen und unser seelisches Wohl- oder Mißbefinden. Dazu geben die endokrinen Drüsen ihre Hormone direkt in die Blutbahn ab, um eine bestimmte Anweisung oder Botschaft zu einer bestimmten Zelle zu bringen.
Wie aber wissen die Hormone, zu welchen Zellen sie jeweils wandern müssen? Auch hier bedient sich die Natur eines ganz raffinierten Vorganges, den die Menschen beispielsweise im Funksystem nachgeahmt haben. Die Zielzellen für ein bestimmtes Hormon sind mit »Empfängern« ausgestattet, die man *Rezeptoren* nennt. Das heißt, der Rezeptor erkennt das für seine Zelle zuständige Hormon, zieht es an und bindet es an sich. Sozusagen als Absicherung werden alle endokrinen Drüsen durch die Hirnanhangdrüse *(Hypophyse)* kontrolliert. Sie fungiert als übergeordnete Steuerzentrale. Gleichzeitig sendet sie Hormone aus, die andere Drüsen anregen, eigene Hormone herzustellen und auszuschütten.
So schickt sie beispielsweise *Gonadotropine* (Keimdrüsenanregende Hormone) zu den männlichen und weiblichen Keimdrüsen, den Hoden und den Eierstöcken also, in denen dann erst die eigentlichen Geschlechtshormone entstehen. Während die Gonadotropine für Mann und Frau gleich sind, entwickeln sich auf ihren Befehl hin in den Eierstöcken *Östrogene* und in den Hoden *Androgene*.

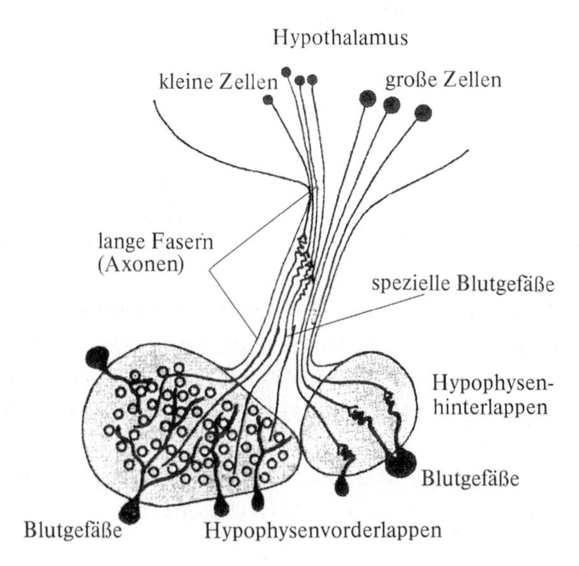


*Das Hypophysen-Hypothalamus-System*

Wer jedoch »beaufsichtigt« die Hypophyse? Ihre richtige Funktion überwacht der *Hypothalamus,* ein etwa vier Gramm schwerer Teil unseres insgesamt rund 1200 Gramm schweren Gehirns. Er beherbergt Nervenkerne, die als zentrales Regulationshormon der *vegetativen* (das Nervensystem betreffenden) Funktionen wie beispielsweise des Hungerzentrums, des Durstzentrums, der Wasserregulation oder des Kreislaufzentrums tätig sind. Gehirnhormone werden von speziellen Nervenzellen produziert. Es mag zunächst verwundern, daß Nervenzellen Hormone herstellen, ist aber letztendlich gar nicht so abwegig, denn schließlich haben die Nerven eine ähnliche Aufgabe wie die Hormone: Kontakte zwischen einzelnen Körperteilen herzustellen beziehungsweise Signale zu übermitteln.

Fatal ist jedoch, wenn eine Drüse zuviel, zuwenig oder überhaupt keine Hormone mehr produziert. Schüttet beispielsweise die Hirnanhangdrüse zuwenig von dem Wachstumshormon *Somatropin* aus, leidet das betroffene Kind unter Störungen des Längenwachstums; im entgegengesetzten Fall kann es zu Riesenwuchs kommen.

Produziert die Bauchspeicheldrüse zuwenig *Insulin,* geraten Zuckerhaushalt und Fettstoffwechsel aus dem Gleis, mit den gravierenden Folgen einer Zuckerkrankheit *(Diabetes mellitus).*

Stellen die Eierstöcke mit den Wechseljahren die Produktion des weiblichen Sexualhormons *Östrogen* ein, so kann dies für die Frau zahlreiche Folgen nach sich ziehen: Die Möglichkeit eines Herzinfarktes steigt rapide an, die Haut kann austrocknen, die Knochen werden porös *(Osteoporose),* bestimmte Arten von Krebserkrankungen treten eher auf, möglicherweise bekommt die Frau vegetative Störungen oder Depressionen.*

Glücklicherweise ist die Medizin heutzutage in der Lage, zum Nutzen der Menschen Hormone anderer Lebewesen einzusetzen oder Hormone künstlich (synthetisch) herzustellen.

Nicht alle Hormone sind gleichgestellt. Man unterscheidet Hormone der ersten *(Hypothalamushormone)* von denen der zweiten Stufe *(Hypophysenhormone),* die wiederum die Befehle zur Herstellung von Hormonen der dritten Stufe *(periphere Hormone)* in peripheren Organen (z.B. Schilddrüse) geben.

Und das läuft folgendermaßen ab: Im Hypothalamus werden also sogenannte »Gehirnhormone« oder »Hormone der ersten Stufe« hergestellt,

* vgl. H. Vollmer: »Jungbrunnen Hormone«, München, Ehrenwirth 1992

auf Abruf gespeichert und über wiederum spezielle Blutgefäße mit dem Befehl zur Hypophyse geschickt, »Hormone der zweiten Stufe« zu produzieren. Erst dann sendet die Hypophyse beispielsweise *TSH* (Abkürzung von *Thyreoidea stimulierendes Hormon)* aus, das wiederum die Schilddrüse aktiviert, ihre eigenen Hormone herzustellen.
Auf diese Weise kontrollieren sich die Drüsen untereinander, und Störungen irgendwo im System werden sofort an die anderen Produzenten gemeldet.

## Der Regelkreis der Schilddrüsenhormone

Die Schilddrüsenhormone regeln die Geschwindigkeit der verschiedenen Stoffwechselprozesse im Körper. Damit alle Organe ausreichend versorgt sind, müssen stets genügend Schilddrüsenhormone im Blut vorhanden sein. Bei einem Zuviel an Hormonen sind die Organe überaktiv (Überfunktion), sind zuwenig Hormone vorhanden, wird der gesamte Stoffwechsel sozusagen lahmgelegt (Unterfunktion).
Nun benötigt der Körper manchmal etwas mehr Schilddrüsenhormone, dann wieder weniger. Wichtig ist, daß immer die richtige Konzentration von Hormonen an den jeweiligen Verbrauchsorten, wie beispielsweise die Muskelzellen, zur Verfügung steht und daß gleichzeitig die entsprechende Konzentration im Blut vorhanden ist. Dazu muß die Schilddrüse, die ja stets auf Vorrat produziert, ebenfalls richtig funktionieren. Zum einen braucht sie eine ausreichende Zufuhr ihres Basisstoffes Jod, zum anderen muß der Herstellungsprozeß richtig ablaufen, und drittens muß sie den Impuls bekommen, wann sie wie viele Hormone ins Blut auszuschütten hat. Wie wird dies gesteuert und kontrolliert?
Erinnern wir uns an das Hypophysen-Hypothalamus-System. Die der Schilddrüse übergeordnete »Kommandozentrale« ist die Hirnanhangdrüse, die Hypophyse. Über das Blut als Transportmittel wird der Hirnanhangdrüse ständig der aktuelle Stand der Schilddrüsenhormonkonzentration im Blut mitgeteilt und damit auch die Arbeitsleistung der »Schilddrüsenfabrik«. Vereinfacht ausgedrückt heißt das: Sinkt der Hormonspiegel im Blut ab, erfährt dies sofort die Hypophyse und bemüht sich um eine Regulierung. Sie schüttet daraufhin ein eigenes Hormon, das schilddrüsenstimulierende Hormon TSH, aus, welches der Schilddrüse die Anweisung übermittelt, zum einen die Lagerbestände zu räumen und zum

anderen neue Hormone zu produzieren. Und zwar so lange und so viel, bis sich der Hormonspiegel im Blut wieder normalisiert hat. Gleichzeitig wird der Hormonbaustein Jod verstärkt resorbiert, damit die Produktion beschleunigt ablaufen kann. Das von der Hypophyse ins Blut abgegebene TSH erfüllt also drei Funktionen:
Es fördert die Jodaufnahme aus dem Blut in die Schilddrüse, es regt die Hormonproduktion in der Schilddrüse an, und es sorgt für eine gezielte Abgabe von fertiggestelltem $T_3$ und $T_4$ ins Blut.
Hat sich der Hormonspiegel im Blut wieder normalisiert, wird dies der Hypophyse gemeldet, worauf diese die TSH-Ausschüttung drosselt. Man kann diesen gesamten Vorgang mit dem Regelkreis eines Thermostaten vergleichen. Sinkt die Zimmertemperatur, sendet ein im Wohnraum installierter Thermostat Impulse an die Heizung im Keller. Sofort schaltet die auf eine höhere Produktion um. Ist die Temperatur im Wohnraum schließlich wieder normal, registriert der Thermostat das, gibt eine entsprechende Meldung an die Heizung, und diese drosselt den Brenner.
Lange war man der Ansicht, das TSH habe noch eine vierte – und wesentlich unangenehmere – Funktion: das Wachstum eines Kropfes zu verursachen. Wenn der Hypophyse über längere Zeit die Stimulierung der Schilddrüse zur Hormonproduktion nicht gelinge – so vermutete man –, bewirke das TSH eine Vergrößerung der Schilddrüse. Die »Fabrik« würde vergrößert, um die geforderte Produktion zu erreichen. Inzwischen weiß man, daß die Schilddrüse bereits zu wachsen beginnen kann, wenn die TSH-Werte beziehungsweise die Werte der Schilddrüsenhormone im Blut normal sind. Neuere Erkenntnisse haben gezeigt, daß das Kropfwachstum abhängig ist vom Jodgehalt in der Schilddrüse selbst. In der Schilddrüse werden stimulierende und hemmende »Wachstumsfaktoren« gebildet, die normalerweise für ein Gleichgewicht der Kräfte sorgen. Sinkt jedoch der Jodgehalt, bilden sich in der Schilddrüse immer mehr wachstumsstimulierende Faktoren, worauf sie sich vergrößert.
Wir werden später noch genauer darauf eingehen. Aber schon jetzt können Sie erkennen, wie wichtig eine ausreichende Jodzufuhr für eine normale Funktion der Schilddrüse ist.
Doch kommen wir auf den Regelkreis und die Steuerung der Schilddrüse zurück. Zwar wird die Schilddrüse von der Hypophyse beaufsichtigt, doch wer kontrolliert deren richtige Funktion? Erinnern Sie sich erneut an das Hypothalamus-Hypophysen-System. Es spielt natürlich auch im Regelkreis der Schilddrüse eine wichtige Rolle. Die der Schilddrüse und der

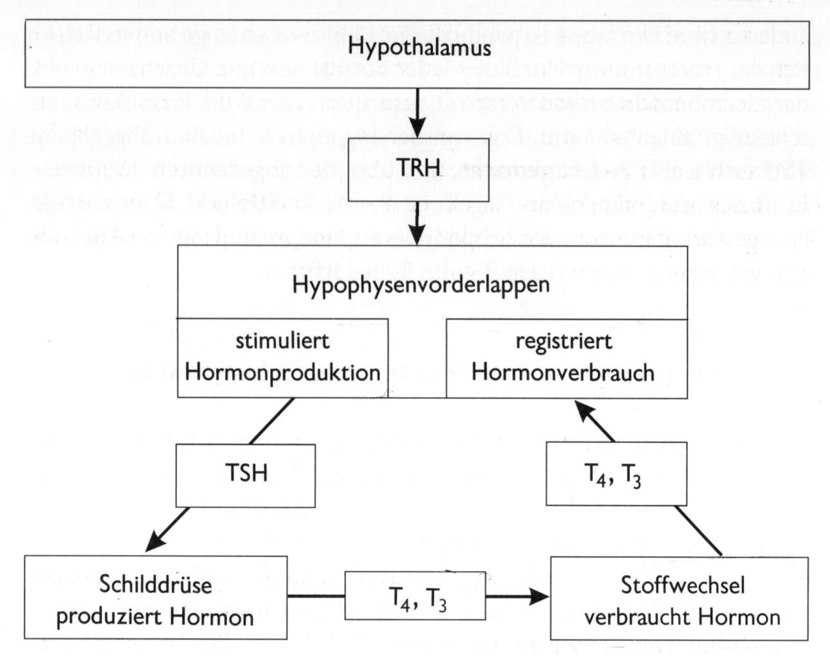


TRH = Thyreotropin Releasing Hormon
TSH = Thyreotropin = Thyreoidea stimulierendes Hormon
$T_4$ = Tetrajodthyronin = Thyroxin
$T_3$ = Trijodthyronin

*Regelmechanismus Hypothalamus-Hypophyse-Schilddrüse. Zeichnung: GesConsult*

Hypophyse übergeordnete »Kommandozentrale« sitzt in den unteren Teilen des Zwischenhirns, dem Hypothalamus. Hier wird das *Thyreotropin Releasing Hormon* gebildet, abgekürzt *TRH* (releasing = freisetzend; TRH bedeutet soviel wie »TSH freisetzendes Hormon«). TRH stimuliert die Hirnanhangdrüse, TSH zu produzieren und an die Schilddrüse zu senden mit dem Auftrag, dort $T_3$ und $T_4$ herzustellen.
Wie streng hierarchisch dieser Regelkreis – auch in bezug auf die Rückmeldungen, das sogenannte »Feedback« – abläuft, darüber sind sich auch die Wissenschaftler noch nicht ganz schlüssig.
So gut wie nichts weiß man darüber, ob und auf welche Weise der Hypothalamus Befehle »von oben« erhält. Man vermutet, daß die Großhirnrinde, in der Sinneseindrücke verarbeitet werden, die tiefer (mehr im Inneren) sitzenden Hirnzentren beeinflußt.

Diese ausführliche Beschreibung des Regelmechanismus ist von außerordentlich praktischem Interesse für jeden Schilddrüsenpatienten. Denn fast bei jedem Menschen, dessen Schilddrüse untersucht wird, bestimmt man über eine Blutabnahme und -untersuchung das T3, T4 und TSH. Häufig wird auch ein TRH-Test gemacht, und über den sogenannten »Suppressionstest« prüft man, ob der Regelkreis normal funktioniert. Denn auch er kann gestört, das heißt »entkoppelt« sein. Man spricht dann von Autonomie (vgl. Kap. 5 »Untersuchung der Schilddrüse«).

## Wie wirken die Hormone der Schilddrüse?

Aufgabe der Schilddrüse ist es, Hormone zu produzieren, die in den Follikeln gespeichert werden. Von hier aus werden sie je nach Bedarf an das Blut abgegeben und über das Blut zu den Zellen des Körpers transportiert. Das heißt, die Produktion von Schilddrüsenhormonen erfolgt auf Vorrat. Alles an T3 und T4, was der Organismus nicht sofort benötigt, lagert auf Abruf in den Follikeln. Das ist eine sehr kluge Einrichtung in unserem Organismus. Denn so wird ein immer gleichbleibender Spiegel von Schilddrüsenhormonen im Blut gewährleistet.
Dies ist außerordentlich wichtig, denn – etwas salopp ausgedrückt – Schilddrüsenhormone wirken an allen Körperteilen. Sie regulieren die Geschwindigkeit verschiedener Stoffwechselprozesse in unserem Körper. Sie bestimmen, in welchem Tempo aus der Nahrung Energie gewonnen und wie schnell diese Energie zur Aufrechterhaltung der Körpertemperatur eingesetzt wird. Ihre Hauptaufgabe ist also die Energiegewinnung und die Energieumwandlung. Damit beeinflussen die Schilddrüsenhormone T3 und T4 alle Stoffwechselvorgänge der ungefähr 60 Billionen Zellen, aus denen der Körper besteht. Diese Energieumwandlungsprozesse benötigen Sauerstoff und produzieren Wärme. Nun verstehen Sie, warum ein Patient mit Schilddrüsenunterfunktion *(Hypothyreose)* ständig friert und einer mit -überfunktion *(Hyperthyreose)* stark schwitzt. Von den Schilddrüsenhormonen hängt es ab, ob der Stoffwechsel und damit auch der Organismus normal, auf Sparflamme oder auf Hochtouren läuft. T3 und T4 sind also unentbehrlich für die Erzeugung von Körperwärme und Muskelenergie sowie für die Fett- und Wasserverteilung. Im Überblick kann man sagen:

Die Schilddrüsenhormone wirken auf

- Energiehaushalt,
- Temperaturregulation (Erzeugung von Körperwärme),
- Eiweißstoffwechsel,
- Fettstoffwechsel,
- Kohlenhydratstoffwechsel,
- Muskelstoffwechsel,
- Mineralhaushalt,
- körperliche und geistige Leistungsfähigkeit bei Erwachsenen,
- körperliche und geistige Entwicklung im Wachstumsalter,
- andere Drüsen wie z.B. die Keimdrüsen,
- das psychische Befinden.

Der biologische Effekt der beiden Schilddrüsenhormone ist unterschiedlich. Die größere biologische Aktivität besitzt das $T_3$. Es wirkt fördernd auf den Verbrauch von Sauerstoff, auf die Wärmeproduktion und damit auf den gesamten Stoffwechsel ein.
Der Vorrat an Schilddrüsenhormonen im ganzen Körper, also sowohl im Blut als auch »auf Halde« in den Schilddrüsenfollikeln, beträgt zwischen 0,5 und 0,8 Milligramm $T_4$ und etwa 0,1 Milligramm $T_3$! Das sind so winzige Mengen, wie man sie sich überhaupt nicht vorstellen kann. Aber daß sie von der Schilddrüse in den jeweils richtigen Mengen produziert werden, ist unendlich wichtig für unser körperliches und seelisches Wohlbefinden und überhaupt für den Ablauf unseres Lebens ab etwa der zwölften Woche als Fetus im Mutterleib bis hin zum Tod.
Was passiert, wenn die Schilddrüse nicht richtig funktioniert?

# 3. Störungen der Schilddrüsenfunktion

Man kann es nicht oft genug wiederholen: Schilddrüsenerkrankungen zählen wegen des naturbedingten Jodmangels in unserer Nahrung und wegen der bisher ungenügenden Jodprophylaxe leider immer noch zu den Volkskrankheiten.

Funktionsstörungen der Schilddrüse werden bei etwa drei Millionen Deutschen vermutet. Ein Drittel aller Jugendlichen zwischen 13 und 15 Jahren weist eine unnatürliche Vergrößerung der Schilddrüse (medizinisch: *Struma*) auf, wodurch bei Nichtbehandlung im Erwachsenenalter die Gefahr einer ernsthaften Krankheit besteht. Eine Untersuchung von Hunderten deutscher und schwedischer Schulkinder im Alter von 13 Jahren bestätigte die »dickeren Hälse« der deutschen Kinder. Danach ist das Durchschnittsvolumen der Schilddrüse unserer Schulkinder mehr als doppelt so groß wie das gleichaltriger schwedischer Kinder; mit durchschnittlichen 10 Gramm wiegt sie zudem genau doppelt soviel wie die eines schwedischen Jugendlichen.

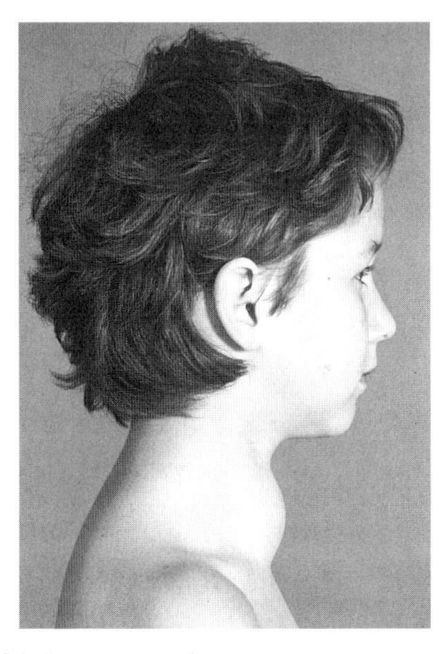

*Schulkind mit Kropf (Foto: Arbeitskreis Jodmangel)*

Neueren Daten zufolge haben bei uns sogar 70 Prozent der Mädchen und 60 Prozent der Jungen eine zu große Schilddrüse. Damit ist bereits eine weltweite Spitzenposition im Hinblick auf künftige Schilddrüsenpatienten vorgegeben.

Ein Großteil der Betroffenen (oder deren Eltern) ist sich dieses Problems nicht bewußt, da eine Vergrößerung der Schilddrüse zunächst optisch kaum wahrnehmbar ist und nur geringe subjektive Beschwerden verursacht. Durch Frühdiagnostik und rechtzeitige ärztliche Behandlung kann in der Regel eine ernsthafte Schilddrüsenkrankheit mit ihren Spätfolgen vermieden werden. Mit Hilfe eines statistischen Verfahrens läßt sich Aufschluß über die Häufigkeit einer Erkrankung *(Prävalenz)* gewinnen, wobei der errechnete Wert in Prozentzahlen ausgedrückt wird. Die Strumaprävalenz für 13jährige deutsche Kinder beträgt 51 Prozent, die für Frauen 30 Prozent, für Männer 42 Prozent.

Im Bewußtsein der Bevölkerung sind die Schilddrüse und ihre Funktionen im Organismus noch weitgehend unbekannt. Bei einer repräsentativen Umfrage im Jahre 1990 vertraten nur 43 Prozent der Bevölkerung die Ansicht, die Schilddrüse sei ein lebenswichtiges Organ; neun Prozent hielten die Schilddrüse für ebenso entbehrlich wie die Mandeln oder den Blinddarm, und 48 Prozent waren sich dessen nicht sicher. Sogar von befragten Abiturienten meinten 17 Prozent, die Schilddrüse sei entbehrlich.

Das deutsche Grundgesetz läßt eine flächendeckende Prophylaxe beispielsweise durch die obligatorische Jodierung von Speisesalz und Viehfutter oder eine Jodierung des Trinkwassers nicht zu. Nicht einmal in der Medizin wird einer ausreichenden Jodversorgung der Schilddrüse der notwendige Stellenwert beigemessen. So setzten 1991 in der alten Bundesrepublik die Ärzte nur 1,77millionenmal Ultraschalluntersuchungen der Schilddrüse als geeignete Methode zum Nachweis von Strumen (Kröpfen) im Rahmen der ambulanten medizinischen Versorgung ein.

Mangelndes Schilddrüsenbewußtsein kennzeichnet auch die von den gesetzlichen Krankenkassen finanzierten Vorsorgeuntersuchungen: weder die U 1 bis U 9 für Kinder bis zur Einschulung noch die Mutterschaftsvorsorge, noch der Gesundheits-Check-up für Personen über 35 Jahre beinhalten eine Schilddrüsenuntersuchung oder eine Schilddrüsenhormonbestimmung.

Welche Erkrankungen können nun von der Schilddrüse verursacht werden? Und wie steht es mit der auffälligsten Erkrankung der Schilddrüse – dem Kropf?

## Die häufigsten Schilddrüsenkrankheiten

Schilddrüsenkrankheiten können einen Menschen verändern. Auch äußerlich. Um dies deutlich vor Augen führen zu können, ließ der Kölner Schilddrüsenspezialist Professor Dr. med. Gynter Mödder für eines seiner Bücher ein weltberühmtes und jedem bekanntes Gesicht entsprechend

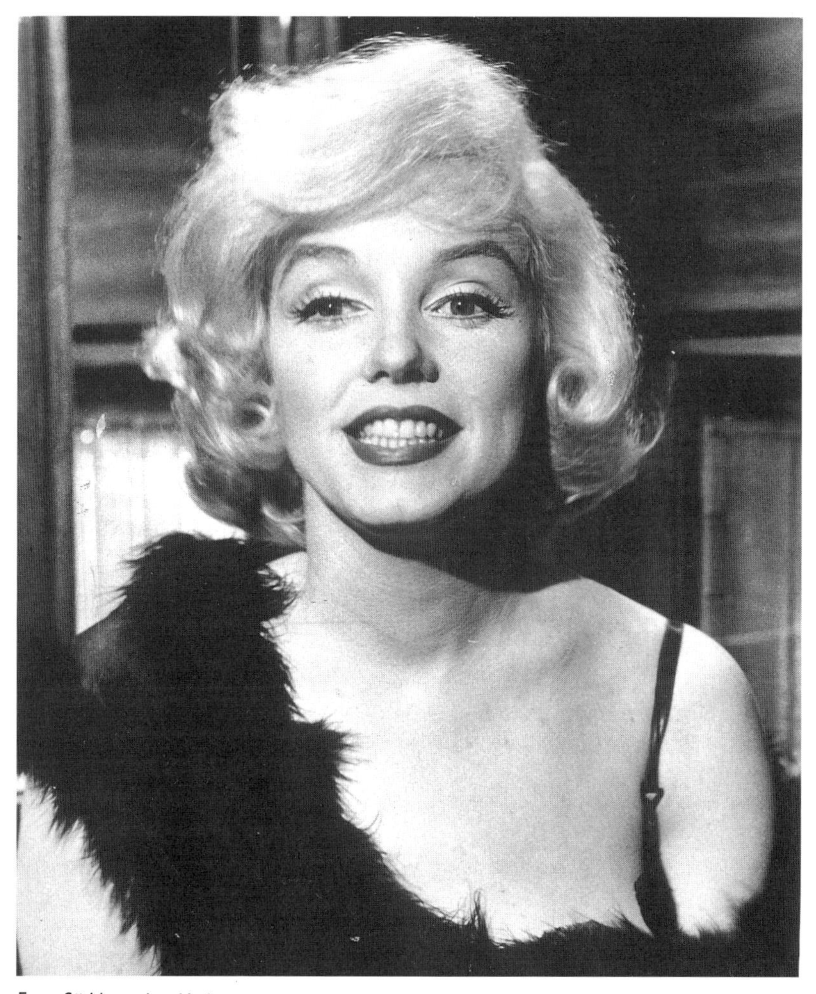

*Foto: Süddeutscher Verlag*

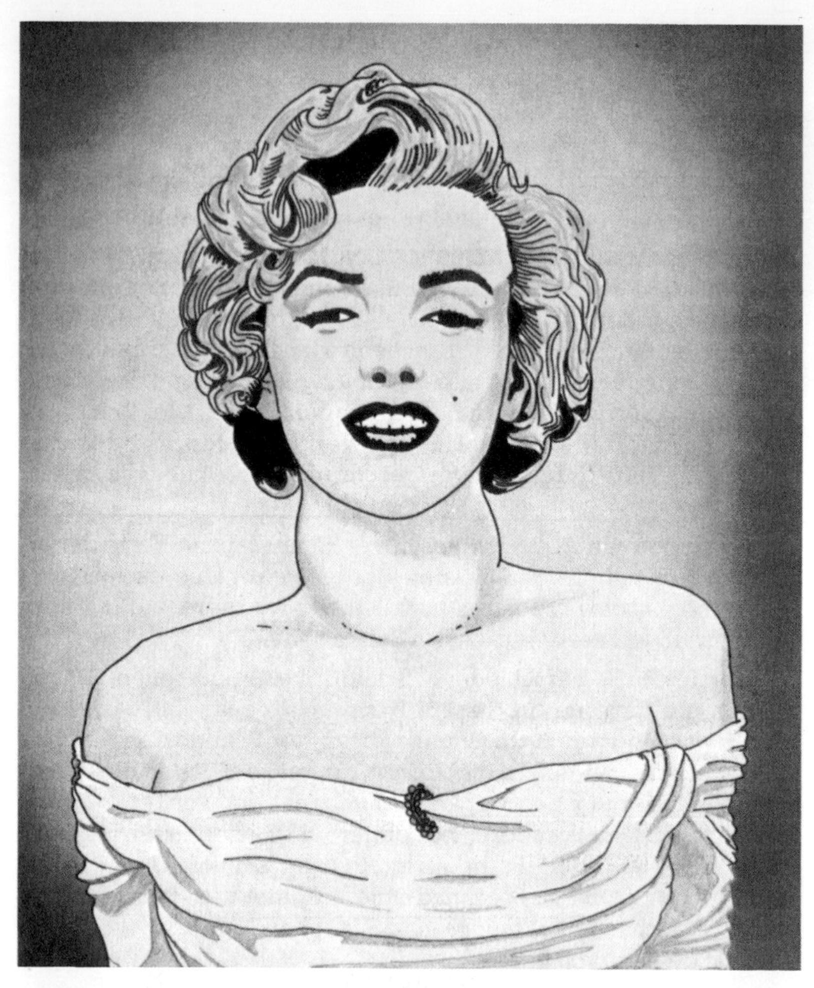

*Zeichnungen: Dr. W. Schützler (Mit freundlicher Genehmigung entnommen aus: G. Mödder, Krankheiten der Schilddrüse. Bund-Verlag, Köln 1991, S. 100ff.)*

den Einflüssen von Schilddrüsenerkrankungen verändern: das Gesicht von Marilyn Monroe.

Die folgende leichte Veränderung würde jemandem, der Marilyn nicht kennt und keinen Vergleich zu dem ersten Bild hat, möglicherweise überhaupt nicht auffallen: ein kleiner Kropf *(euthyreote struma diffusa)* läßt Marilyns Hals ein wenig dicker erscheinen – aber nicht so, daß diese schöne Frau häßlich wirkte.

Auch auf dem nächsten Bild sieht Marilyn bestimmt nicht häßlich aus – nur etwas anders. Ihre Augen sind größer und starren dezent und panikartig. Sie ist ein bißchen magerer, die ungewollte Gewichtsabnahme läßt die Schlüsselbeine und den Ansatz des Brustkorbes stärker hervortreten. Marilyn hat *Morbus Basedow,* aber die Krankheit ist noch im Anfangsstadium.

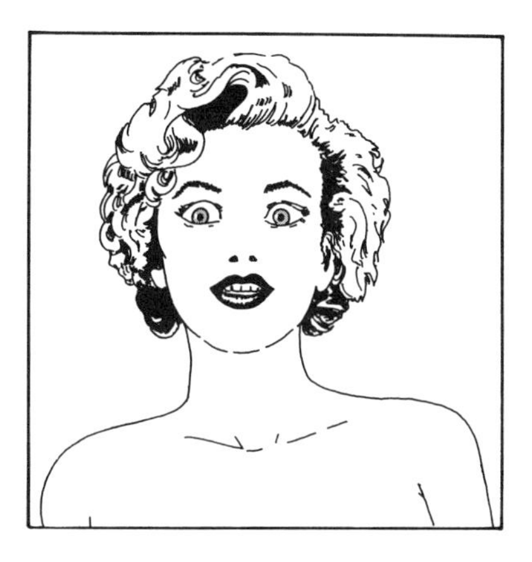

Noch einmal Marilyn Monroe – unverkennbar, und doch sieht sie wieder völlig anders aus. Ihre Haare sind stumpfer geworden, das Gesicht voller, fast ein wenig aufgedunsen, die Augen ein bißchen verquollen. Die Schultern und das Dekolleté wirken üppiger, ihre Figur beginnt »aus dem Leim zu gehen«. Marilyn hat eine Schilddrüsenunterfunktion – ebenfalls noch nicht weit fortgeschritten.

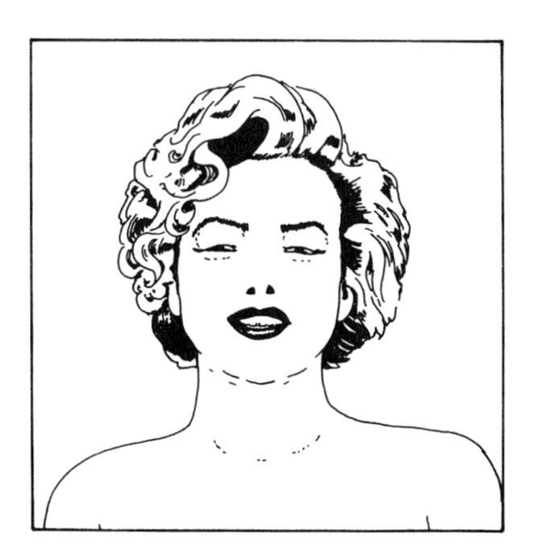

Sie sehen, wie sehr Schilddrüsenkrankheiten einen Menschen verändern können: eine vergrößerte Schilddrüse beziehungsweise ein Kropf, eine Schilddrüsenüberfunktion sowie eine Schilddrüsenunterfunktion. Wobei, so Professor Mödder, die Verehrung für das Idol Marilyn (sowohl seine eigene als auch die des Zeichners W. Schützler) es jedoch verbot, »die schöne Frau gar zu sehr durch weit fortgeschrittene Krankheitsstadien zu verunstalten«.
Insgesamt gibt es über 50 verschiedene Schilddrüsenerkrankungen, darunter mit Sicherheit auch einige Raritäten. Sie sind etwas für Spezialisten und sollen deswegen in diesem Buch nicht behandelt werden.
Vereinfacht könnte man sagen, daß Krankheiten der Schilddrüse zum einen durch Störungen des Gewebeaufbaus oder der Funktion der Schilddrüse, zum anderen durch eine Kombination beider Vorgänge bedingt sein können. Deswegen unterscheidet man in der Diagnostik zwischen *Lokalisationsdiagnostik* und *Funktionsdiagnostik,* wobei die Übergänge natürlich fließend sind.
Anders ausgedrückt: Man unterscheidet die Krankheiten *des Organs Schilddrüse* von funktionellen Störungen *des gesamten Organismus,* die als Folge eines Mangels beziehungsweise Überschusses von Schilddrüsenhormonen auftreten. Die Vergrößerung der Schilddrüse bezeichnet man als Kropf oder mit dem medizinischen Fachausdruck *Struma.*

### a) Der Kropf *(Struma)*

»Die Struma ist von allen bekannten Krankheiten die am leichtesten zu verhütende. Sie kann von der Liste menschlicher Krankheiten gestrichen werden, sobald die Gesellschaft dies zu tun beschließt.«
Diese Behauptung stellte der amerikanische Schilddrüsenpionier David Marine im Jahre 1923 auf! Aber von einer solchen Erkenntnis ist Deutschland, über siebzig Jahre später, noch weit entfernt.
Der Kropf ist die am häufigsten auftretende Schilddrüsenkrankheit. Dabei ist eine Struma eigentlich gar keine Krankheitsbezeichnung, sondern nur ein Symptom wie beispielsweise Fieber. Das heißt, jede Vergrößerung der Schilddrüse, egal, wodurch sie ausgelöst wird, heißt Struma.
Obwohl viele Menschen im Kropf nur einen »Schönheitsfehler« oder ein »Stammeszeichen« der Bayern, Tiroler und Allgäuer sehen, ist er in Wirklichkeit ein Zeichen dafür, daß mit der Schilddrüse etwas nicht stimmt. Während man noch im Mittelalter den Kropf für eine Strafe Gottes hielt, ist er im Grunde genommen in den meisten Fällen die »Strafe« für ein Miß-

*Schilddrüsenuntersuchung als Vorsorgemaßnahme.*
*Schilddrüsenvergrößerungen infolge Jodmangels stellen in der Bundesrepublik immer noch ein ernsthaftes Problem dar, unter dem rund 10 Millionen Bundesbürger zu leiden haben. Eine regelmäßige Untersuchung der Schilddrüse durch den Arzt sollte deshalb ebenso selbstverständlich sein wie entsprechende vorbeugende Maßnahmen. Dazu gehört in erster Linie die Verwendung von jodiertem Speisesalz anstelle des üblichen Kochsalzes. Bereits mit 5 g jodiertem Speisesalz täglich wird der Schilddrüse die von ihr benötigte Menge Jod zugeführt und somit das in der Nahrung sowie im Trinkwasser vorhandene Joddefizit ausgeglichen.*
*Abbildung: pra-Foto*

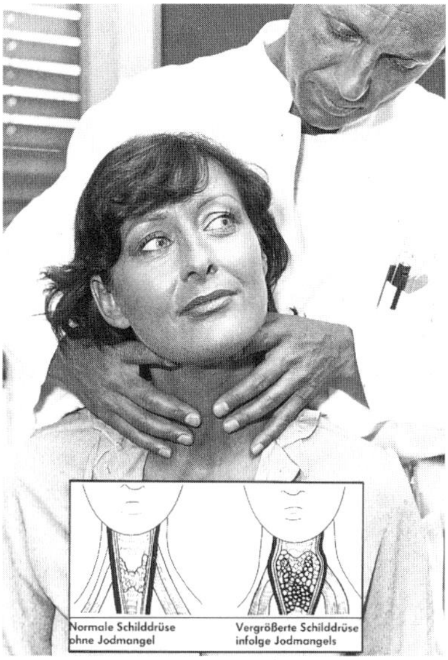

verhältnis zwischen dem Angebot an Jod und der Nachfrage seitens der Schilddrüse.
Die häufigste Ursache für den Kropf ist – wie gesagt – der Jodmangel in unserer Nahrung. Aber erst genaue Untersuchungen ergeben im Einzelfall, ob es sich um eine Schilddrüsenüber- oder unterfunktion handelt, um einen Jodmangelkropf, eine Entzündung oder eine bösartige Geschwulst. Das kann nur der Arzt nach bestimmten Tests und Untersuchungen feststellen.
Kropf ist nicht gleich Kropf. Folglich gibt es auch Unterschiede in der Struma: Ist sie frei von Knoten, handelt es sich um eine *Struma diffusa.* Weist die Struma Knoten auf, bezeichnet man sie als *Struma nodosa* (vom lateinischen nodulus = Knoten). Von einer *endemischen Struma* spricht man, wenn mehr als 10 Prozent der Bevölkerung in einem Gebiet eine Struma haben. *Sporadische Struma* bedeutet genau das Gegenteil: eine Schilddrüsenvergrößerung in einem Nichtendemiegebiet.
Wann aber spricht man von einem Kropf? Ab welchem Umfang der Schilddrüse, und wie bestimmt man ihre Größe?
Die Schilddrüse ist normal groß, wenn ihr Volumen nicht größer ist als die Daumenglieder des betreffenden Menschen, so die Richtlinien der WHO.

Nach diesen Richtlinien ist folgende Größeneinteilung der Strumen üblich:

| | |
|---|---|
| Struma Grad 0: | keine Struma; |
| Struma Grad I: | tastbare Struma; |
| Struma Grad Ia: | bei normaler Kopfhaltung ist die Struma nicht sichtbar; |
| Struma Grad Ib: | bei voll zurückgebeugtem Hals wird die Struma sichtbar, oder in einer normal großen Schilddrüse findet sich ein kleiner Knoten; |
| Struma Grad II: | Struma ist bei normaler Kopfhaltung sichtbar; |
| Struma Grad III: | sehr große Struma, bereits aus größerer Entfernung sichtbar, Stauung und Kompression im Halsbereich. |

Etwa dreißig Prozent der Bevölkerung weisen eine Schilddrüsenvergrößerung auf, einen Kropf – wenn auch (noch) nicht bei jedem sichtbar. Die Größenklassifikation der WHO ist natürlich sehr subjektiv und beruht auf ebenso subjektiven Untersuchungsmethoden wie Hinschauen und Tasten. Eine etwas genauere und objektivere Größenzuordnung ist bereits

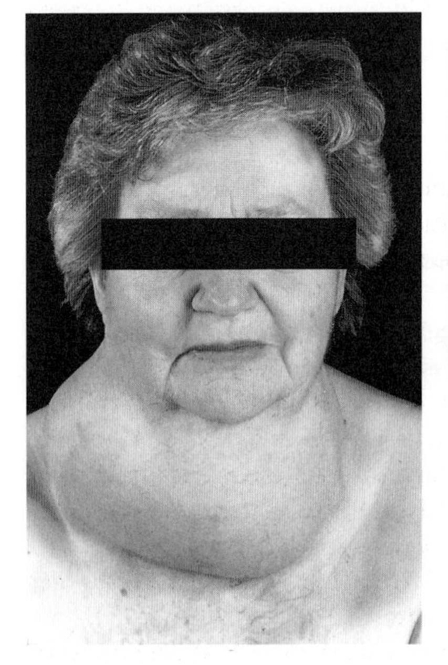

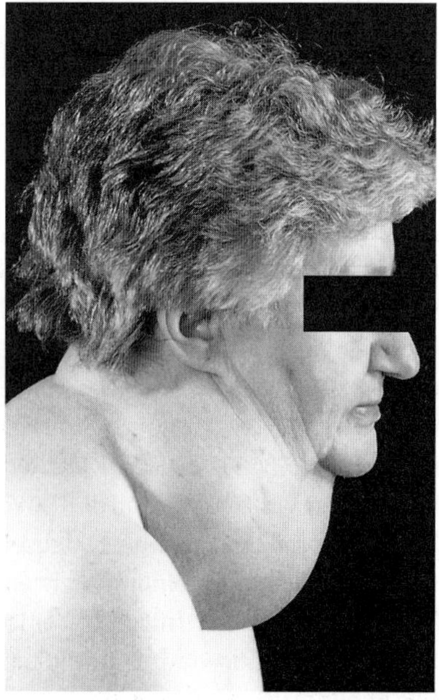

*Patientin mit stark vergrößerter Schilddrüse (Struma Grad III). Fotos: Prof. Dr. Mödder*

mit einem einfachen Zentimeterband möglich. Dabei sollte jedoch beachtet werden, auf welcher Höhe des Halses beziehungsweise der Struma und mit welcher Spannung gemessen wird.
Wenn am Hals anliegende Halsketten oder bisher passende Hemdkragen plötzlich spannen und zu eng sind, die betroffene Person jedoch sonst nicht an Gewicht zugelegt hat (auch der Nacken kann feister werden), dann ist dies möglicherweise ein Signal, daß sich eine Struma bildet. Dasselbe gilt für das Gefühl der Einengung am Hals, wenn man den Kopf beispielsweise zum Lesen, Schreiben oder Nähen nach unten beugt.
Objektive und sehr genaue Größenbestimmungen lassen sich einfach und schmerzlos mit Hilfe der modernen Ultraschalldiagnostik *(Sonographie)* oder der *Szintigraphie* (siehe Kap. 5 »Untersuchung der Schilddrüse«) ermitteln.
Per Ultraschall kann man den maximalen Längs- und Querdurchmesser jedes Schilddrüsenlappens feststellen. Mit Hilfe einer einfachen Formel kann der Arzt daraus das Volumen der Schilddrüse berechnen, wenn dies nicht durch ein bestimmtes Programm des Gerätes bereits automatisch gemacht wird.
Als obere Normgrenzen für das Schilddrüsenvolumen gelten folgende Werte:

| | |
|---|---|
| 6jährige | bis 4 ml |
| 13jährige | bis 8 ml |
| 15- bis 18jährige | bis 15 ml |
| erwachsene Frauen | bis 18 ml (im Mittel: 8,7 ml ± 3,9 ml) |
| erwachsene Männer | bis 25 ml (im Mittel: 12,7 ml ± 4,4 ml) |

Folglich ist das normale Schilddrüsenvolumen abhängig von Alter, Geschlecht und Gewicht.
Neben der Möglichkeit, das Schilddrüsenvolumen zu dokumentieren, erlaubt die Ultraschallmethode auch eine Beurteilung des Schilddrüsengewebes, vor allem den Nachweis von Knoten innerhalb der Schilddrüse. Durch die systematische – aber noch nicht häufig genug eingesetzte – Anwendung der Ultraschallmethode weiß man heute, daß sich die Hälfte aller Strumen bereits während der Pubertät und vor dem 20. Lebensjahr entwickelt. Bei Männern fällt die Prävalenz, die Auftrittshäufigkeit der Erkrankung, nach der Pubertät ab, bei Frauen steigt sie noch bis zum Alter von dreißig bis vierzig Jahren an. Besonders gefährdet sind Schwangere (siehe S. 99) wegen des erhöhten Jodbedarfs in dieser Phase der hormonalen Umstellung.

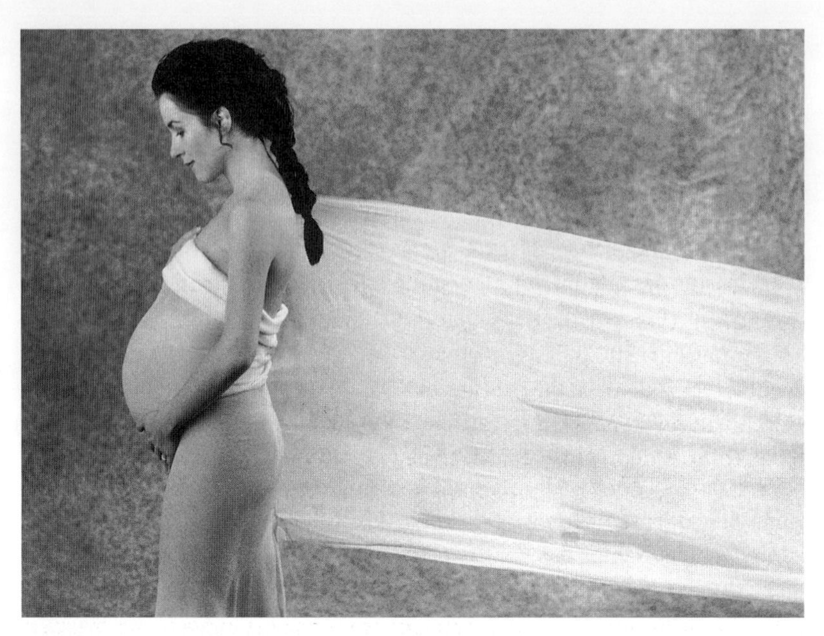

*Schwangere Frauen sind besonders anfällig für Schilddrüsenerkrankungen. Foto: GesConsult*

Bei einer Untersuchung von 106 Frauen ohne Hinweise auf Schilddrüsenerkrankungen in der Vorgeschichte wurden 1989 in Kiel bei 28,3 Prozent der Frauen ohne Kinder und 41,5 Prozent der Frauen mit Kindern Strumen festgestellt.
Veränderte Form und Größe einer erkrankten Schilddrüse lösen möglicherweise örtliche Beschwerden am Hals aus. Eine zusätzliche fehlerhafte Arbeitsweise der Schilddrüse zieht dann den gesamten Organismus in Mitleidenschaft. Jedoch – was die Schilddrüse leistet, hängt nicht allein von ihrer Größe ab. So kann bei einem Menschen mit Kropf die Schilddrüse normal arbeiten, genausogut kann sie zuviel oder zuwenig leisten. Selbst sehr kleine Schilddrüsen sind in der Lage, eine Überfunktion zu verursachen, vergrößerte Schilddrüsen wiederum können eine Unterfunktion haben.
Wann bezeichnet man dann einen Kropf als »endemischen Kropf«? Die überwältigende Mehrzahl aller Kröpfe in Deutschland sind infolge Jodmangels als endemisch zu bezeichnen, da sie bei über zehn Prozent der Bevölkerung vorkommen. Jodmangelkröpfe entstehen besonders in Phasen

der hormonellen Umstellung wie Pubertät, Schwangerschaft, Stillzeit und Klimakterium. Und – sie kommen bei Frauen häufiger als bei Männern vor. Das Geschlechtsverhältnis liegt bei etwa 4 (Frauen) zu 1 (Männer).
Eine Untersuchung von 569 Personen im Alter von über 60 Jahren aus der Allgemeinbevölkerung von Wuppertal ergab 1992 bei Männern eine Strumahäufigkeit von 55,5 und bei Frauen von 54,2 Prozent.
Neuesten Untersuchungen zufolge haben bis zu 35 Prozent der deutschen Mädchen während der Pubertät eine Struma.
Deutschland gehört zu den jodärmsten Ländern Europas. Deswegen werden bei uns nur 30 bis 70 Mikrogramm Jod täglich mit der Nahrung aufgenommen. Folge: Rund 30 Prozent aller Bundesbürger haben einen Kropf. Und zwar gleichmäßig verteilt über das gesamte Bundesgebiet. Die Geschichte von dem Nord-Süd-Gefälle, weniger Kröpfe im Norden und mehr in den südlichen gebirgigen Gegenden, stimmt längst nicht mehr. Im Süden sind, so Professor Mödder, die Kröpfe lediglich größer und fallen daher mehr auf.
Besteht ein Kropf schon über einen längeren Zeitraum, können sich einzelne Bereiche innerhalb der Schilddrüse verselbständigen, sie werden »*autonom*«. Erinnern Sie sich an die in der Schilddrüse gebildeten »Wachstumsfaktoren«, die sich normalerweise im Gleichgewicht befinden? Sinkt der Jodgehalt in der Schilddrüse, beginnen die wachstumsstimulierenden Einflüsse zu überwiegen. Diese Wachstumsimpulse treffen aber keineswegs auf eine gleich reagierende Masse von Befehlsempfängern in der Schilddrüse. Denn wie im Körper insgesamt ist jede der Zellen in einem Follikel ein Individuum und reagiert dementsprechend individuell auf die Wachstumsreize mit einer Größenzunahme oder einer Vermehrung. Folglich bilden sich in bestimmten Bezirken unterschiedlich dichte Zellansammlungen, die sich irgendwann als Knoten bemerkbar machen.
Andere Zellen dagegen, die das jodmangelbedingte Versiegen der Hormonproduktion registrieren, versuchen, dieses Versagen ihrer »Arbeitskollegen« wettzumachen. Sie werden außerordentlich aktiv, entziehen sich sämtlichen Steuerungsversuchen des übergeordneten TSH und produzieren wild drauflos, und zwar hauptsächlich das jodärmere, stoffwechselaktivere $T_3$. Sie mißachten den Schilddrüsen-Hypophysen-Regelkreis und richten ihre Produktion nicht mehr am Bedarf des Körpers aus. Dies kann vor allem dann geschehen, wenn eine zuvor unter Jodmangel leidende Schilddrüse plötzlich mit Jod überschwemmt wird. Vermehren sich die *autonomen Zellen* zu sehr, kann es ebenfalls zu Knoten kommen. Die

*krankhafte Schilddrüsenautonomie* ist also eine Fehlanpassung an den Jodmangel. Auf diese Weise kann als Folge eines lange bestehenden Jodmangels eine Schilddrüsenüberfunktion, mit dem medizinischen Fachausdruck *Hyperthyreose,* entstehen.

### b) Die Schilddrüsenüberfunktion *(Hyperthyreose)*

Bei einer länger bestehenden Jodmangelstruma entwickelt sich also durch ungeregeltes Wachstum und Funktionsveränderung *autonomes Gewebe.* Man deutet es als Fehlanpassung der Thyreozyten infolge Jodmangels. Dieses Gewebe wiederum gibt unabhängig von dem übergeordneten Regelkreis Schilddrüsenhormone an das Blut ab, so daß es zu einer Schilddrüsenüberfunktion, einer *Hyperthyreose* (griech.: hyper = über) kommt. Ursache dieser Fehleinwirkung ist meist die Unterversorgung mit dem Hormonbaustein Jod. Als Folge gerät der Energiehaushalt des betroffenen Menschen dermaßen aus dem Gleichgewicht, daß es, je nach Veranlagung, vor allem aber aufgrund der Konzentration von $T_3$ und $T_4$ im Blut, zu allen möglichen Beschwerden kommen kann: Beispielsweise gelten allgemeine Unruhe, Herzklopfen, Gewichtsverlust, Schlaflosigkeit oder häufiger Stuhlgang als typische Zeichen für die Überversorgung des Organismus mit Schilddrüsenhormonen. Dabei darf man nicht vergessen, daß eine Hyperthyreose nicht zwangsläufig mit einer Struma verbunden ist: ein Patient mit einem Kropf muß keine Schilddrüsenüberfunktion haben und ein Patient mit einer Schilddrüsenüberfunktion nicht unbedingt einen Kropf.

Die häufigsten und typischsten Beschwerden von Patienten mit Hyperthyreose sind:

- Motorisch-psychische Unruhe wie leichtes Zittern der Hände, gesteigerte Nervosität, innere Unruhe, Schlaflosigkeit;
- Herzrasen *(Tachykardie)* und Herzrhythmusstörungen;
- Gewichtsverlust trotz Heißhunger;
- warme, feuchte Haut am ganzen Körper und weiches dünnes Haar;
- Wärmeunverträglichkeit, verbunden mit Schweißausbrüchen und übermäßigem Schwitzen, beispielsweise nachts;
- häufiger Stuhlgang bis hin zu Durchfällen;
- Muskelschwäche (Oberschenkel), Kraftlosigkeit, allgemeine Schwäche;
- erhöhter Blutdruck.

Es müssen und werden nicht alle Krankheitssymptome gleichzeitig auftreten, vor allem auch nicht gleich stark. Gerade eine leichtere Schilddrüsenüberfunktion verwechselt der Laie häufig mit einer *vegetativen Dystonie,* einem sehr variablen Krankheitsbild mit unterschiedlichen Auslösefaktoren. Aber – der Patient mit einer vegetativen Dystonie hat kalte Hände, meist Stuhlverstopfung und, so Professor Mödder, neigt bisweilen zur exaltierten Ausschmückung seiner Symptome. Dagegen hat der Patient mit Hyperthyreose warme Hände, leidet an Durchfall und neigt dazu, seine Krankheitssymptome herunterzuspielen und zu verbergen. Ihm ist seine innere Unruhe völlig unerklärlich, und er versucht zunächst, dagegen anzukämpfen.

Man unterscheidet zwei Hauptformen der Hyperthyreose:

- die Hyperthyreose aufgrund einer Schilddrüsenautonomie *(nicht immunogene Hyperthyreose),*
- die *immunogene Hyperthyreose* (Typ *Morbus Basedow* oder Basedow-Krankheit).

Gerade bei Menschen über sechzig Jahren kommt es nicht selten zu einer Sonderform, einer sogenannten Altershyperthyreose, die auch als »maskierte«, »apathische«, »oligosymptomatische« oder »symptomarme« Hyperthyreose bezeichnet wird. Davon sind Frauen fünf- bis sechsmal häufiger betroffen als Männer.

Gerade wenn ältere Menschen mit einem Kropf über

- Gewichtsverlust, allgemeine Hinfälligkeit, häufiges und verstärktes Herzklopfen, Minderung des Appetits, Antriebsarmut oder Depressionen (Altersdepression)

klagen – Symptome also, die bei älteren Menschen eher auftreten und auch Kennzeichen von anderen Erkrankungen sein können –, wird häufig zunächst nach allem möglichen gefahndet, aber vergessen, die Schilddrüse und ihre Funktion zu überprüfen. So stehen beispielsweise bei 43 Prozent dieser Senioren Herzbeschwerden im Vordergrund, bei 30 Prozent fehlen die typischen, oben aufgeführten klinischen Zeichen für eine Hyperthyreose. Denn zum Beispiel schwitzt eine Altershaut selten, das Zittern der Hände halten viele bei einem alten Menschen für normal, ebenso wird die Muskelschwäche dem Alter zugeschrieben. Verstopfung ist bei diesen Menschen wesentlich häufiger als Durchfall.

Ganz untypisch ist das Aussehen: Die Betroffenen wirken völlig erschöpft, ausgelaugt und apathisch. Sie verlieren rapide an Gewicht. Wenn aufgrund dessen beim Patienten fälschlicherweise eine Krebserkrankung vermutet wird, können Untersuchung und Behandlung schlimme Folgen haben. So bekommt ein gesunder Organismus keine Probleme durch eine Röntgenuntersuchung mit jodhaltigem Kontrastmittel; wenn der Jodstoffwechsel jedoch gestört ist, kann diese starke Jodzufuhr ziemliche Schwierigkeiten bereiten.

### c) Basedow-Krankheit *(Morbus Basedow)*

Die zweite Form der hyperthyreoten Stoffwechselentgleisung ist die *immunogene Hyperthyreose* vom Typ *Morbus Basedow.* Es ist eine nicht durch Jodmangel ausgelöste Form der Schilddrüsenüberfunktion, sondern eine wahrscheinlich genetisch, das heißt durch Erbanlage, bedingte. Der Körper bildet aus unbekannten Gründen spezifische gegen die Schilddrüse gerichtete Stoffe *(Antikörper),* welche die Schilddrüse zu einer vermehrten Hormonproduktion anregen. Wie TSH haben diese Antikörper eine stimulierende Wirkung, aber eine unkontrollierte.

Diese Überschwemmung mit Schilddrüsenhormonen infolge der immunogenen Hyperthyreose schlägt bei knapp der Hälfte der Betroffenen auch auf die Augen. Sie bekommen eine *endokrine Orbitopathie* (endokrin = hormonell bedingt; orbita = Augenhöhle; pathie = Leiden), so der medizinische Fachausdruck für das, was der Laie »Basedow-Augen« nennt. Die Augen treten hervor, ein Zustand, den der Arzt als »Exophthalmus« bezeichnet. Ursache für das Hervortreten der Augen ist die Einlagerung von aufquellenden Substanzen in einigen Teilen des Augenhöhleninhaltes, vor allem in den Augenmuskeln und dem hinter dem Augapfel liegenden Fettgewebe. Benannt wurde die Krankheit nach dem Merseburger Stadtphysikus Dr. Karl Basedow (1799–1884), der als erster diese Merkmale einer Schilddrüsenfunktionsstörung erkannte.

Die Basedow-Krankheit kommt bei Frauen siebenmal häufiger vor als bei Männern, und zwar bevorzugt zwischen dem zwanzigsten und vierzigsten Lebensjahr sowie nach dem Ende der Wechseljahre. Die Regelblutungen nehmen ab oder hören ganz auf. Sowohl eine Schilddrüsenüber- als auch eine Schilddrüsenunterfunktion können nämlich die Regelblutung der Frau beeinflussen. Während die Schilddrüsenunterfunktion die Periodenblutung verlängert und verstärkt, haben hyperthyreotische Patientinnen häufig verkürzte Regelblutungen.

Da die Schilddrüse von Basedow-Patienten überaktiv ist und Mengen von Schilddrüsenhormonen produziert, ist auch der Blutstrom durch die Schilddrüse erhöht. Infolgedessen haben diese Personen auch fast immer

einen erhöhten Blutdruck. Beim Abtasten der Halsregion registriert der Arzt das Pulsieren der Schilddrüse, beim Abhören mit dem Stethoskop ein Schwirren.
Weitere typische Kennzeichen neben den hervorquellenden Augäpfeln sind brüchige Fingernägel; manchmal lösen sie sich sogar von den Fingerkuppen. Oft fallen die Haare stark aus; gelegentlich weist die Haut weiße Stellen auf, was mit dem medizinischen Fachausdruck als *Vitiligo* bezeichnet wird. Die allgemeine Muskelschwäche bemerken die Patienten selbst oft gar nicht, doch der behandelnde Arzt registiert, wie schwer ihnen das Aufstehen vom Stuhl oder der Untersuchungscouch fällt.
Häufig suchen Menschen mit Morbus Basedow zunächst einen Augenarzt auf. Ihre Augen sind nämlich empfindlicher als früher, vor allem gegenüber Licht, sie tränen oft, die Augenlider sind morgens angeschwollen, der Patient hat das Gefühl, ein Fremdkörper befinde sich im Auge, ein Druckgefühl, häufig verbunden mit Kopfschmerzen, und er sieht verschwommen. Da der Lidschlag wesentlich seltener wird, trocknen die Schleimhäute des Auges aus, was wiederum zu Brennen oder aber zeitweise zu vermehrtem Tränenträufeln (z.B. bei Wind, Kälte) führt. Das obere Augenlid ist zurückgezogen und bleibt in diesem Zustand auch beim Senken des Blickes. Diese Störung der Augenlidkontrolle läßt die Augen sehr oft gerötet und gereizt scheinen und die Blutgefäße im Bereich der Augen gestaut. Diese Augenveränderungen betreffen zu neunzig Prozent beide Augen, und man unterscheidet sechs Schweregrade:
Grad I: Das Oberlid bleibt etwas zurück, so daß die Lidspalte etwas weiter als normal wird *(Oberlidretraktion)*. Zusätzlich hat der Patient leichte Schwierigkeiten beim Fixieren eines Gegenstandes *(Konvergenzschwäche)*.
Grad II: Augenlider und Bindehaut schwellen stark an. Es kommt zu vermehrtem Tränenträufeln.
Grad III: Die Augäpfel treten hervor *(Protrusio bulbi* oder *Exophthalmus)*, bedingt durch eine Schwellung der Augenmuskeln und des hinter dem Augapfel gelegenen Fettgewebes.
Grad IV: Es kommt zu unterschiedlich ausgeprägten Augenmuskelschwächen. Die hiermit verbundene unterschiedliche Kontraktionskraft in einem Muskel beider Augen führt zu Doppelsehen, zunächst erst beim Blick seitlich.
Grad V: Es treten Geschwüre der Bindehaut auf.
Grad VI: Beim ernstesten Krankheitsverlauf entwickeln sich Sehausfälle bis zur Erblindung *(maligner Exophthalmus) (nach Mödder)*.

### *Therapiemaßnahmen bei* Morbus Basedow

Die Diagnose der Schilddrüsenüberfunktion ist oft schwierig, ebenfalls die Diagnose der Basedow-Krankheit im Frühstadium. Eine gezielt die Krankheit angehende Therapie gibt es nicht, da man die genaue Ursache des Morbus Basedow nicht kennt. Die Behandlung sollte aber auf jeden Fall von einem Spezialisten durchgeführt werden. Sie erfordert sowohl auf seiten des Arztes wie auch des Patienten viel Geduld. Wichtig ist, sowohl den Betroffenen als auch seine Angehörigen genau aufzuklären, damit letztere auftretende Eigenarten oder Bedürfnisse des Patienten als krankheitsbedingt anerkennen und Verständnis dafür aufbringen.

Neben einer körperlichen Schonung sollte der Patient weitere Belastungen vermeiden wie Zigarettenrauchen, den Genuß von Alkohol und Bohnenkaffee, Cola oder anderen anregenden Mitteln, Sonnenbaden und Sport. Da ja die Schilddrüse übermäßig funktioniert, sollte man den Körper nicht zusätzlich aufputschen.

Auf jodhaltige Nahrungsmittel wie Seefisch oder auch jodiertes Speisesalz muß ein Patient mit Morbus Basedow verzichten. Das ist sehr wichtig! Streßsituationen sowohl seelischer als auch körperlicher Art sollten ebenfalls vermieden werden. Man weiß inzwischen, daß Streß die Krankheit verschlimmern beziehungsweise erneut auftreten lassen kann. Auch den Urlaub müssen Patienten mit Morbus Basedow genau planen. Ungeeignet für sie sind heiße Zonen, direkte Sonnenbestrahlung sowie körperliche Belastung. Am günstigsten sind gemäßigte Höhenlagen zwischen 600 und 1200 Meter über dem Meeresspiegel. Jodhaltige Kurbäder oder Heilquellen sowie zu lange Aufenthalte am Meer können den Stoffwechsel und damit die nervöse Erregbarkeit ungut beeinflussen, ebenso Thermalbäder, Kneippkuren und Sauna – zumindest so lange, bis die Schilddrüsenfunktion wieder normalisiert ist.

Vorrangiges Ziel der Therapie von Morbus Basedow ist, eine Verschlimmerung der Augensymptome zu unterbinden. Dabei ist zum einen wichtig, daß der Patient weiß, daß der Verlauf seines Augenleidens nur sehr schwer vorhersehbar und in bezug auf die Behandlung nicht immer hundertprozentig beherrschbar ist. Zum anderen erfordert die Therapie eine besonders enge Zusammenarbeit zwischen Hautarzt, Schilddrüsenexperten, Augenarzt und gegebenenfalls dem Strahlentherapeuten und dem Chirurgen. Und letztendlich – die Behandlung fordert von allen Seiten sehr viel Geduld und vom Patienten zusätzlich eine extrem gute Mitarbeit: er muß sich genau an die Anweisungen des Arztes halten und darf keineswegs in

Eigeninitiative experimentieren. Denn oft treten spontane Besserungen auf, denen dann überraschende Rückfälle folgen.
Die Therapie beinhaltet folgende Maßnahmen:

- Zunächst muß die hyperthyreote Schilddrüsenfunktion normalisiert werden. Das geschieht medikamentös mit Thyreostatika (s. u.), zu einem späteren Zeitpunkt ist dann meist eine Radiojodtherapie erforderlich *(nach Mödder)*.
- Lokale Maßnahmen zur Linderung der Augenbeschwerden: Augentropfen (unter keinen Umständen jodhaltige Tropfen!) können das Augenbrennen mildern. Eine getönte Brille, eventuell mit seitlicher Abdunkelung, kann die als schmerzhafte Stiche empfundenen gleißenden Sonnenstrahlen abschirmen. Zur Reduktion der Schwellungen in der Augenumgebung empfiehlt sich die Hochlagerung des Kopfes beim Schlafen (z.B. Keil unter das Kopfkissen). Ein sogenannter »Uhrglasverband« mit feuchten Kompressen hält nachts die nicht ganz geschlossenen Augen feucht.
- Alternativ oder begleitend ist eine Strahlentherapie der Augenpartie *(Orbita)* möglich. Je früher diese »Hochvoltbestrahlung der Orbita« eingesetzt wird, desto besser sind die Ergebnisse.
- Falls sich die Probleme mit den Augen trotz Behandlung verstärken, besteht die Möglichkeit eines operativen Eingriffs an den Augen. Die *Orbitade-Kompressions-Operation* nimmt den Druck hinter den Augen, indem Platz geschaffen wird, beispielsweise durch Entfernung eines Teils der knöchernen Augenhöhlenwand. Professor Mödder berichtet in diesem Zusammenhang von einer Operationsmethode (Professor Olivari, Wesseling bei Köln), bei der lediglich das vermehrte Fettgewebe im Raum zwischen Augenmuskeln und Augenhöhlenwand hervorluxiert wird. Diese Operation sei sehr schonend, da wichtige Strukturen wie zum Beispiel der Sehnerv oder die Zentralarterie des Auges nicht berührt werden, und – nach gemeinsamen Erfahrungen – auch sehr effektiv.

### *Was sind Thyreostatika?*

Zunächst wird jedoch versucht, den Schilddrüsenstoffwechsel mit »Schilddrüsenstoppern« zu normalisieren und die über den Bedarf hinausgehende Produktion und Abgabe von Schilddrüsenhormonen zu drosseln oder ganz zu blockieren. Die als *Thyreostatika* (Thyreoidea = Schild-

drüse; statika = zum Stehen zu bringen) bezeichneten Medikamente zur Behandlung einer Schilddrüsenüberfunktion gibt es in verschiedenen Zusammensetzungen, wobei die Substanzen an unterschiedlichen Entstehungspunkten die überschießende Hormonproduktion bremsen.
Die am meisten verwendeten Thyreostatika sind Thiamazol- (Favistan®, Thiamazol®, Thyrozol®) und Carbimazol-Präparate (neo-morphazole, Carbimazol®, neo-Thyreostat®). Sie zeigen in ihrer Wirkungsweise keine gravierenden Unterschiede. Da diese Substanzen zwar die Neubildung, nicht aber die Abgabe von bereits gebildeten und »auf Halde liegenden« Schilddrüsenhormonen stoppen, dauert es einige Zeit, bis sich die Stoffwechsellage normalisiert.
Perchlorate (Irenat-Tropfen®, Kalium Perchlorat®, Thyronorman®) hemmen die Aufnahme von Jodid in die Schilddrüse und blockieren damit eine weitere Herstellung des Grundbausteins für Schilddrüsenhormone. Schwefelhaltige Thyreostatika dagegen verhindern den Zusammenbau vorgefertigter Vorläuferprodukte in der Schilddrüse, nicht aber die Abgabe der bereits fertigproduzierten Schilddrüsenhormone.
Welche Thyreostatika in welcher Dosierung verordnet werden, kann nur der Facharzt nach eingehender Untersuchung individuell entscheiden. Auf jeden Fall müssen bestimmte Vorsichtsregeln beachtet werden. So liegt die Rate von leichten, meist allergischen Hautveränderungen abhängig von der Höhe der Dosis bei zwei bis fünf Prozent. Schwere Reaktionen bei hohen Dosierungen, wie beispielsweise eine verminderte Bildung von weißen Blutkörperchen im Knochenmark, treten bei weniger als 0,5 Prozent der Behandelten auf. Erste Anzeichen dieser *Agranulozytose,* einer möglicherweise tödlichen Komplikation, können »Halsschmerzen mit Fieber« sein.
Wichtig sind deswegen, ganz besonders in den ersten Wochen der Behandlung mit Thyreostatika, regelmäßige Kontrolluntersuchungen durch den behandelnden Arzt. Mit einer einfachen, zweimal wöchentlichen Entnahme eines Tropfen Blutes aus der Fingerspitze werden die Leukozyten, die weißen Blutkörperchen, unter dem Mikroskop gezählt. Sinkt die Zahl der Leukozyten unter 3000 pro µl, muß sofort auf ein anderes Präparat umgestiegen werden. In der ersten Behandlungsphase, der sogenannten Akutphase, ist es zudem wichtig, diese rasend fortschreitende Hormonproduktion auf irgendeine Weise so rasch wie möglich zu bremsen. Deswegen wird der Patient meist nur mit Thyreostatika behandelt, und zwar so lange, bis die Produktion wieder auf das Normaltempo gekommen ist,

auf eine *euthyreote Stoffwechsellage* (griech.: eu = gut). Da Thyreostatika in der Leber abgebaut werden, kann es auch in diesem Bereich (vorübergehende) Probleme geben. Manche Patienten verspüren Nebenwirkungen in Form von Magen-Darm-Beschwerden oder auch Gelenkschmerzen sowie die bereits erwähnten Hautprobleme. Möglicherweise müssen, da die Thyreostatika erst zu wirken beginnen, wenn sämtliche Hormonvorräte der Schilddrüse aufgebraucht sind, zu Behandlungsbeginn dem Patienten gleichzeitig Beruhigungsmittel oder Beta-Blocker zur Senkung des hohen Blutdrucks verabreicht werden.
Auf die Behandlung mit Thyreostatika trifft zu, was man als Nutzen-Risiko-Abwägung bezeichnet: Ist der Nutzen eines Medikamentes so groß, daß man Nebenwirkungen in Kauf nehmen sollte? Hinsichtlich des wirklich problematischen Morbus Basedow und der möglicherweise daraus resultierenden Augenveränderungen sowie des sich ständig verschlechternden Allgemeinzustands des Patienten bleibt nichts anderes übrig, als die Überschwemmung des Körpers durch Schilddrüsenhormone mit starken Medikamenten zu stoppen und dafür die vergleichsweise weniger schwerwiegenden Nebenwirkungen in Kauf zu nehmen. Schließlich ist diese Autoimmunerkrankung – der Ausdruck einer krankhaften Wirkung von Antikörpern gegen die Schilddrüse – eine wahrscheinlich genetisch bedingte Störung im Immunsystem des Organismus. Patienten mit Morbus Basedow sind chronisch Kranke, die ihr Leben lang einer ärztlichen Behandlung bedürfen.
Deswegen werden auch die entzündlichen Augenveränderungen häufig mit Kortison *(Glukokortikoide)* behandelt, einer Substanz, vor der viele Menschen aufgrund der Nebenwirkungen Angst haben. Sicherlich, Kortison hat Nebenwirkungen, aber eine gezielte Stoßtherapie bringt dem Patienten zunächst so viel Erleichterung gerade bei den Entzündungen und Schwellungen der Augenpartien, daß er vermutlich gern die im Verhältnis dazu geringfügigen Nebenwirkungen der Kortisone in Kauf nimmt. Allerdings sollte jeder Patient zu Beginn einer derartigen Behandlung ausführlich über Nutzen und Risiken aufgeklärt werden.
Was passiert nun, wenn der Patient eine euthyreote Stoffwechsellage erreicht hat, weil sozusagen die rasende Fahrt stark »abgebremst« wurde? Für die weitere Behandlung stehen zwei Therapieformen zur Verfügung: die *thyreostatische Monotherapie* und die *Kombinationstherapie*.

*Thyreostatische Monotherapie*

Unter der thyreostatischen Monotherapie versteht man eine niedrige Dosierung von ausschließlich Thyreostatika nach dem Erreichen der euthyreoten Stoffwechsellage: im Grunde genommen vergleichbar mit einer dauernden leichten Bremswirkung auf die Schilddrüsenfunktion, um sie im euthyreoten Zustand zu halten. Das ist nicht ganz einfach, denn es erfordert ständige Kontrollen und gleichzeitig eine ungeheure Disziplin von seiten des Patienten.

So kann es beispielsweise leicht dazu kommen, daß bei der Gabe von Thyreostatika über einen langen Zeitraum zu stark »gebremst« und die überschießende Hormonproduktion zu stark gedrosselt wird. Das Ergebnis ist dann eine Unterfunktion der Schilddrüse *(Hypothyreose)*, von der der Patient zunächst gar nichts merkt, die aber gefährlich werden kann.

Viele Ärzte setzen hier beziehungsweise von Anfang an mit der Kombinationstherapie ein.

*Kombinationstherapie*

Zusätzlich zu den »bremsenden« Thyreostatika nimmt der Patient Schilddrüsenhormon-Tabletten ein, die seinen Bedarf an Schilddrüsenhormonen mit normalen Mengen decken. Der Patient fährt also mit »Bremspedal« und »Gaspedal«: das »Bremsen« kann man nicht exakt steuern, jedoch das »Gasgeben«. Diese Kombinationstherapie hat den Vorteil, daß die Höhe der Ausschüttung von lebensnotwendigen Schilddrüsenhormonen genauer kontrolliert werden kann, besonders dann, wenn der Patient seine Einnahmetermine und die empfohlenen Kontrollabstände nicht termingerecht einhält. Zum anderen beugt man so einer Schilddrüsenunterfunktion vor. Die Kombinationstherapie hat auch noch einen dritten Vorteil: Thyreostatika verursachen eine Unterfunktion und aktivieren so über den Regelkreis die Hirnanhangdrüse. Die wiederum stimuliert die noch gesunden Schilddrüsenzellen, so daß sich – siehe Hypothyreose – die Schilddrüse zu vergrößern beginnt. Mit anderen Worten: Die Kombinationstherapie verhindert die Bildung einer Struma.

Zusammenfassend kann man sagen, daß die Behandlung eines Morbus Basedow sehr langwierig und kompliziert ist. Die Medikamente müssen nämlich auch noch genommen werden, wenn die belastenden Symptome längst verschwunden sind – die Krankheit an sich ist damit noch lange nicht ausgeheilt. Zwar kommt es gelegentlich zu einer sogenannten Spontanheilung – bedauerlicherweise aber nur in den seltensten Fällen.

Was aber, wenn Medikamente allein nicht mehr helfen? Wenn der Patient immer wieder Rückfälle erleidet? Hier gibt es noch zwei Möglichkeiten: eine Operation oder eine Radiojodtherapie.

### *Schilddrüsenoperation bei Morbus Basedow*

Die Operation der Schilddrüse ist die schnellste Möglichkeit, eine Schilddrüsenüberfunktion zu beseitigen. Dabei wird die überaktive und meist vergrößerte Schilddrüse auf kleine Reste von zwei bis sechs Gramm verkleinert. Dabei darf man jedoch nicht außer acht lassen, daß die Krankheit im restlichen Schilddrüsengewebe fortbesteht. Andererseits wird die rasende Produktion von Hormonen durch die Entfernung eines Großteils der Schilddrüse zumindest so weit reduziert, daß die von dem übriggebliebenen Teil immer noch rasch produzierten Schilddrüsenhormone etwa der normalen Hormonmenge entsprechen. Da in diesem Fall die ganze Schilddrüse erkrankt ist *(immunogene Hyperthyreose),* wendet man diese Operationstechnik an, die mit Fachausdruck *subtotale Thyreoidektomie* genannt wird (vgl. den Abschnitt »Chirurgische Therapie« in Kap. 10).

### *Radiojodtherapie*

Eine Radiojodtherapie, das heißt eine interne Bestrahlung mit radioaktivem Jod, kommt bei der Basedow-Krankheit dann in Frage, wenn die Operation nicht angezeigt ist. Das trifft vor allem für sehr kleine, aber überaktive Schilddrüsen zu, deren Produktion sich durch Medikamente nicht reduzieren läßt. Mit radioaktivem Jod – es klingt viel gefährlicher, als es tatsächlich ist – zerstört man das Schilddrüsengewebe, welches dann durch Narbengewebe ersetzt wird. Kein Mensch wird dadurch in einen Atomreaktor verwandelt oder muß sich wegen Strahlung im Bunker verstecken (siehe Kap. 10 »Therapiemöglichkeiten bei Schilddrüsenerkrankungen«).
Je nach Verlauf können die Behandlungsmethoden Schilddrüsenoperation und Radiojodtherapie auch miteinander kombiniert werden.

## Die Schilddrüsenunterfunktion *(Hypothyreose)*

Daß eine zu starke Dosierung von Thyreostatika die Überfunktion der Schilddrüse in eine Unterfunktion verwandeln kann, haben wir einige Seiten zuvor bereits erfahren.
Eine Unterversorgung der Körperzellen mit den für den Stoffwechsel wichtigen Schilddrüsenhormonen führt zu einer Verlangsamung und Reduzierung der Stoffwechselvorgänge im Organismus. Der Grund für den

Mangel ist die Unfähigkeit der Schilddrüse, genügend Hormone zu bilden. Die *Hypothyreose* (griech.: hypo = unter) bewirkt also genau das Gegenteil der Hyperthyreose, und auch sie tritt in verschiedenen Schweregraden auf, angefangen als *latente Hypothyreose* bis hin zum *Myxödem-Koma.* Die Ursachen der Hypothyreose sind unterschiedlich, und von der normalen bis zur extrem verminderten Tätigkeit der Schilddrüse gibt es gleitende Übergänge, meist aufgrund einer Schilddrüsenkrankheit, als Folge einer Schilddrüsenoperation oder einer Behandlung mit radioaktivem Jod. Dabei unterscheidet man je nach Sitz der Schädigung:

- Eine *primäre Hypothyreose,* deren Defekt in der Schilddrüse selbst liegt. Er kann angeboren oder erworben sein, beispielsweise durch Jodmangelernährung der Mutter während der Schwangerschaft (s. Kap. 6 »Die Bedeutung von Jod«) oder als Folge einer nicht erkannten Entzündung der Schilddrüse (z.B. *chronische Thyreoiditis Hashimoto).*
- Eine *sekundäre Hypothyreose* dagegen entsteht durch einen Defekt in der Hirnanhangdrüse (z.B. durch Tumoren). Wenn die Hypophyse zuwenig die Schilddrüse stimulierendes TSH abgibt, werden nicht genügend Schilddrüsenhormone ($T_3$ und $T_4$) produziert und in die Blutbahn ausgeschüttet, obwohl die Schilddrüse selbst gesund ist. Die sekundäre Hypothyreose kommt allerdings extrem selten vor.
- Bei der *tertiären Hypothyreose* führt eine im Hypothalamus gelegene Schädigung zu einem Mangel an TRH, welches wiederum die Hypophyse zur Produktion von TSH anregen sollte. Auch diese Erkrankung ist glücklicherweise extrem selten.

Am häufigsten kommt die primäre oder auch *thyreogene* Hypothyreose vor. Die sekundäre und tertiäre Schilddrüsenunterfunktion treten so extrem selten auf, daß hier nicht weiter darauf eingegangen wird.
Patienten mit Hypothyreose sind antriebsarm und haben ein extrem großes Schlafbedürfnis. Häufig verfallen sie in Depressionen, sind äußerst kälteempfindlich und nehmen trotz Appetitlosigkeit zu *(Myxödem).* Auf die einzelnen Symptome gehen wir später noch ausführlich ein.

### *Die angeborene Schilddrüsenunterfunktion*

Ursachen für eine angeborene Schilddrüsenunterfunktion können das Fehlen oder eine nicht typische Lage der Schilddrüse sein, angeborene Verwertungsstörungen für den Hormonbaustein Jod, aber auch Einflüsse während der Schwangerschaft wie Jodmangel in der Ernährung der Mutter oder eine Behandlung während der Schwangerschaft mit Thyreostatika

wegen einer Hyperthyreose. Bei den meisten Kindern, die mit einer Schilddrüsenunterfunktion geboren werden, ist jedoch zuwenig Schilddrüsengewebe entwickelt worden. Auf etwa 5000 Neugeborene kommt ein Kind mit einer Hypothyreose. Die schwerste Form der angeborenen Schilddrüsenunterfunktion ist der *Kretinismus* (Kretino = Dummkopf), der allerdings, zumindest bei uns, kaum noch vorkommt. Kinder mit Kretinismus sind körperlich und geistig unheilbar zurückgeblieben. Gerade bei Säuglingen und Kleinkindern ist eine Hypothyreose jedenfalls sehr ernst zu nehmen. Bei der Geburt zeigt das Kind meist noch keine auffälligen Symptome. Aber die Schilddrüsenunterfunktion und der Mangel an Schilddrüsenhormonen können eine tückische Krankheit sein, die vielleicht Jahre braucht, um sich zu entwickeln, dabei aber zunehmend beängstigendere Symptome mit sich bringt.
Um eine Hypothyreose (oder auch andere Störungen der Schilddrüsenfunktion) rechtzeitig zu entdecken, wird bei jedem Neugeborenen – und das ist bei uns gesetzlich vorgeschrieben – am fünften Tag nach der Geburt ein Blutstropfen aus der Ferse entnommen und darin das TSH bestimmt. Bei einer angeborenen Hypothyreose ist das TSH stark erhöht. Infolgedessen gibt es bei uns keinen »Kretinismus« mehr, weil man durch die frühzeitige Diagnose sofort eine entsprechende Behandlung einleiten kann. Andernfalls würden sich allmählich die hypothyreoten Symptome herauskristallisieren: beginnend mit Trinkfaulheit, Verstopfung bei vorgewölbtem Bauch, gedunsenem Gesicht, Bewegungsarmut; das Kind würde in den folgenden Jahren kaum wachsen, sondern zehn bis dreißig Prozent hinter der Norm zurückbleiben, manchmal im Längenwachstum bis zu vierzig Prozent, es würde geistig zurückbleiben bis zur Idiotie, wäre schwerhörig, wenn nicht gar taub, würde nur eine geringe und sehr verspätete sexuelle Entwicklung durchmachen, bekäme ein vorzeitig gealtertes Gesicht und würde durch seine extreme Trägheit auffallen. Sie sehen, wie wichtig diese Früherkennung für jedes Kind und seine Familie ist. Sind die TSH-Werte erhöht, muß sofort mit *Schilddrüsenhormonen* therapiert werden. Denn bereits eingetretene Gehirnschäden lassen sich nicht mehr rückgängig machen.

### *Die erworbene Schilddrüsenunterfunktion*

Bei älteren Kindern sowie bei Erwachsenen ist die häufigste Ursache einer Hypothyreose eine wegen fehlender Beschwerden oft lange nicht erkannte chronische Schilddrüsenentzündung, die *chronische Thyreoiditis Hashi-*

*moto* oder *Hashimoto-Autoimmunthyreoiditis.* Sie ist benannt nach dem japanischen Arzt Hashimoto, der sie als erster beschrieben hat. Ihr Hauptcharakteristikum ist eine chronische Entzündung der Schilddrüse, ohne daß sich eine Infektion als Ursache dafür nachweisen läßt. Ähnlich wie beim Morbus Basedow kommt es durch gegen die Schilddrüsenzellen gerichtete Antikörper zu einer entzündlichen Reaktion des Schilddrüsengewebes. Warum der Organismus Antikörper gegen das Schilddrüsengewebe erzeugt, ist bis jetzt nicht bekannt. Es handelt sich also ebenfalls um eine sogenannte Autoimmunkrankheit der Schilddrüse. Unter Frauen ist sie weiter verbreitet als unter Männern. Das Schilddrüsengewebe entzündet sich, meist ohne daß der Betroffene dies bemerkt, die Schilddrüse vergrößert und verfestigt sich gummiartig, im Laufe der Krankheit kann es allmählich zugrunde gehen. Erst nach langer Zeit, wenn sich nach anfänglich gelegentlicher Überfunktion eine Schilddrüsenunterfunktion einstellt, klagen der oder die Betroffene über die typischen Beschwerden einer Hypothyreose:

- Kälteempfindlichkeit, beispielsweise auch in gut geheizten Räumen; oder trotz normal geheiztem Schlafzimmer und warmem Bett so kalte Füße, daß ein Einschlafen unmöglich wird,
- extreme Antriebsschwäche und -armut,
- permanente Müdigkeit und zunehmendes Schlafbedürfnis,
- leichte Ermüdbarkeit und Erschöpfung,
- allgemeine Schwäche und Apathie, Lethargie,
- depressive Verstimmungen,
- Verlangsamung der Bewegung und Desinteresse an der Umwelt,
- Darmträgheit.

Gerade Kälte wird besonders von Frauen mit Hypothyreose schlecht vertragen. Die Haut fühlt sich feuchtkalt an. Die Betroffenen kommen fast nicht zum Schwitzen. Die Verstopfung wird – besonders bei Menschen mit sitzender Tätigkeit – chronisch, die Menschen nehmen an Gewicht zu, obwohl sie wenig essen *(Myxödem)*. Die Haut wird trocken, besonders an Händen und Füßen, schuppig, das Haar trocken und brüchig. Manche klagen über »rheumatische« Gliederschmerzen, besonders morgens, sowie über Schwerhörigkeit, die Stimme klingt tiefer, heiser und rauh. Starke menstruelle Blutungen oder Unfruchtbarkeit, beides durch das Ausbleiben der Ovulation verursacht, kommen häufig vor. Frauen wie Männer

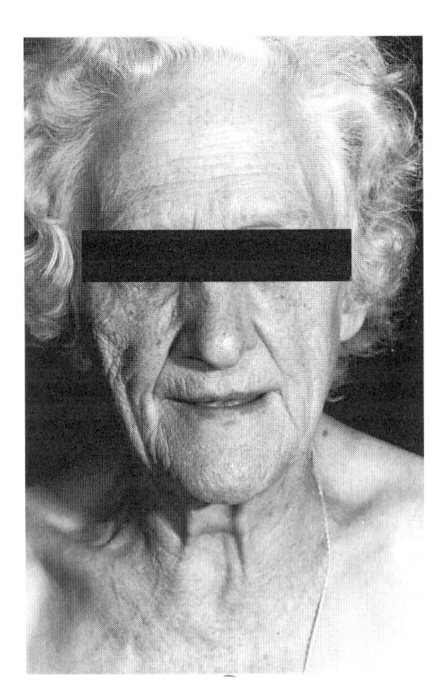

*Patientin mit Alters-Hypothyreose. Foto: Prof. Dr. Mödder*

können das Interesse an sexuellen, aber auch an anderen Aktivitäten immer mehr verlieren.
Alle Stoffwechselvorgänge körperlicher und geistiger Art sind also je nach Ausprägung der Hypothyreose mehr oder minder stark verlangsamt. Es ist, so beschreibt es Professor Mödder, als trete jemand permanent auf die Bremse. Schreitet die Hypothyreose fort, können voll ausgeprägte Myxödeme entstehen: plumpe und »verwaschene« Gesichtszüge, allgemeine Schwellungen, besonders an Beinen und Knöcheln, Gewichtszunahme. Die Betroffenen fühlen sich unwohl, innerlich unausgeglichen und nervös. Gleichzeitig sind sie zu lethargisch, um etwas dagegen zu unternehmen. Gerade bei älteren Menschen werden derartige Symptome auf alle möglichen Ursachen, nur nicht auf eine Schilddrüsenunterfunktion geschoben. Die Hypothyreotiker selbst, vor allem die älteren, können sich oft nicht aufraffen, deswegen einen Arzt aufzusuchen. Schreitet die Hypothyreose noch weiter fort, kann alles zum Stillstand kommen: vierzig Prozent der Patienten mit *»Myxödem-Koma«* sterben.

Wesentlich häufiger als vermutet leiden ältere Menschen an Schilddrüsenunterfunktion: immerhin etwa jeder zehnte der über 60jährigen. Aufgrund dessen wird in den USA bereits über eine generelle Vorsorgeuntersuchung auf Schilddrüsenleiden bei Senioren nachgedacht. Denn der Patient selbst mit seinem verlangsamten und lethargischen Denken merkt kaum, daß er sich verändert. Und die jüngeren Familienangehörigen sehen in dem allmählichen Verfall von Großmutter oder -vater eine schicksalsbedingte Alterserscheinung.

### *Die Behandlung der Hypothyreose*

Die Behandlung ist denkbar einfach, weil es Schilddrüsenhormon-Tabletten gibt. Damit gleicht man das Zuwenig an Schilddrüsenhormonen einfach aus mit dem Ziel, einen ausgeglichenen Stoffwechsel herbeizuführen und ihn aufrechtzuerhalten.

Die Behandlung mit Schilddrüsenhormon-Tabletten ist unschädlich. Es tritt keine Gewöhnung ein, allerdings muß der Patient die *Thyroxin-Tabletten* zeitlebens (!) täglich einnehmen. Die in den Tabletten enthaltenen Schilddrüsenhormone sind zwar synthetisch hergestellt, jedoch identisch mit den körpereigenen Schilddrüsenhormonen. Die »modernen« Präparate enthalten nicht mehr wie früher die beiden Schilddrüsenhormone $T_3$ und $T_4$ in einem bestimmten Mischungsverhältnis, sondern nur noch $T_4$. Denn man weiß inzwischen, daß sich die Körperzellen das biologisch aktivere $T_3$ ihrem Bedarf entsprechend aus dem im Blut kreisenden $T_4$ selbst verschaffen: sie spalten einfach eines seiner vier Jodatome ab.

Das Molekül Thyroxin gibt es in zwei Varianten, wovon man aber nur eine verwendet, nämlich das »links-drehende Molekül«. Daher wird häufig statt von Thyroxin von »Levothyroxin« (levo = links) oder »L-Thyroxin« gesprochen (s. auch Kap. 10 »Therapiemöglichkeiten bei Schilddrüsenerkrankungen«).

Es dauert relativ lange, bis der Hormonmangel ausgeglichen ist. Das rührt daher, daß sich die meisten Menschen erst in Behandlung begeben, wenn bestimmte Beschwerden längere Zeit andauern. Den schleichenden Beginn einer Schilddrüsenunterfunktion erkennt jemand höchstens durch Zufall.

Je ausgeprägter die Hypothyreose ist, desto vorsichtiger und langsamer muß die Substitutionstherapie eingeleitet werden. Denn ein zu starkes »Gasgeben« könnte Probleme mit dem Herzen bereiten. Das heißt, man beginnt mit einer sehr niedrigen Dosierung von Schilddrüsenhormonen

und steigert sie gegebenenfalls unter Berücksichtigung des Wohlbefindens des Patienten sowie des TRH-Tests. Deswegen wird die endgültige Dosierung oft erst nach einigen Monaten klargestellt.
Neben der regelmäßigen täglichen Einnahme seines Schilddrüsenhormons sollte der Patient besonders anfangs auf leicht verdauliche Kost und Einschränkung der Flüssigkeitszufuhr achten. Diese Maßnahmen sind nach dem Erreichen einer »richtigen Einstellung«, das heißt ausreichender Schilddrüsenhormon-Werte im Blut, nicht mehr notwendig – aber gesund!
Weil eine Schilddrüsenunterfunktion möglicherweise mit der Dauer der Erkrankung zunimmt, sollte der Patient den basalen TSH-Wert mindestens alle zwei Jahre messen lassen, anfangs sogar öfter. Denn möglicherweise muß er auf eine höhere Dosierung eingestellt werden.
Erfahrungsgemäß stellt fast jeder zweite Patient mit Hypothyreose seine Tabletteneinnahme irgendwann ein. Das ist ein großer Fehler! Denn wenn die Schilddrüsenhormone nicht regelmäßig eingenommen werden, spürt der Patient den Hormonmangel nicht bereits am nächsten Tag, sondern erst nach geraumer Zeit, weil ja inzwischen im Körper ein Hormonvorrat aufgebaut wurde. Der Vorrat wird jedoch nach und nach abgebaut, ohne daß Nachschub vorhanden ist. Mit anderen Worten – einige Wochen später steht er wieder vor einem ähnlichen Dilemma wie zu Beginn der Therapie.
Dabei wirkt die Einnahme von Schilddrüsenhormonen wie ein allmähliches Erwachen aus einem Dornröschenschlaf. Die Stoffwechselvorgänge werden wieder angekurbelt und beschleunigt, die Lethargie, Gleichgültigkeit, Inaktivität und lähmende Langsamkeit nehmen durch die Behandlung ab. Der Patient erreicht im Laufe der Zeit wieder seine körperliche Leistungsfähigkeit, eine Normalisierung seines Gewichts, des Schlafs, der Körpertemperatur, der Haut und der Stimmqualität. Auch der Gesichtsausdruck normalisiert sich wieder, die Haut ist durchblutet, Haare und Fingernägel wachsen wieder normal.
Oft waren durch die Hypothyreose die Blutfettwerte, vor allem der Cholesterinspiegel, erhöht. Sie können sich durch die regelmäßige Einnahme von Schilddrüsenhormonen ebenso reduzieren wie eine eventuell bestehende *Anämie* (Blutarmut).
Kuren oder Urlaub haben keinen nennenswerten Einfluß auf eine Schilddrüsenunterfunktion. Im Grunde genommen kann der Betroffene reisen, wohin er will – er sollte nur seine Tablette täglich einnehmen.

Andererseits fühlen sich viele Hypothyreotiker wie neugeboren, wenn sie sich in südlich warmen Regionen am Meer aufhalten. Sicherlich spielt hier die Psyche neben der jodhaltigen Luft ebenfalls eine Rolle. Aber warum sollte man diesen Vorteil nicht nutzen? Im Gegensatz zu einer länger anhaltenden Unterversorgung mit Schilddrüsenhormonen kann eine gelegentliche Überdosierung nicht schaden, sondern eher mobilisieren. Herzklopfen, Unruhe oder vermehrte Verdauung regulieren sich sofort, wenn die Hormondosis etwas reduziert wird. Insgesamt ist die Behandlung einer Schilddrüsenunterfunktion relativ unproblematisch – vorausgesetzt, der Patient nimmt täglich seine winzige Tablette ein. Und lernt – wie das bei allen Störungen der Fall sein sollte – in seinen Körper hineinzuhorchen. Dann merkt er rasch, was er falsch macht oder wann er Hilfe durch den Arzt benötigt.

### e) Schilddrüsenentzündungen *(Thyreoiditiden)*

Durch Antikörper gegen das eigene Schilddrüsengewebe, aber auch durch Viren oder Bakterien kann es zu Schilddrüsenentzündungen kommen. Der Arzt bezeichnet sie als *Thyreoiditis* (Mehrzahl: Thyreoiditiden). Man kennt dabei drei völlig unterschiedliche Krankheiten:

- akute Thyreoiditis,
- subakute Thyreoiditis,
- chronische Thyreoiditis.

Von der häufigsten Form, der chronischen schmerzlosen Entzündung, haben wir bereits gehört, von der Hashimoto-Thyreoiditis. Durch den Untergang von Schilddrüsengewebe kommt es zu einer Schilddrüsenunterfunktion, die mit Schilddrüsenhormon-Tabletten behandelt werden muß. Die *akute eitrige Thyreoiditis* ist sehr selten und meist durch Bakterien oder Pilzinfektionen hervorgerufen. Patienten mit akuter eitriger Thyreoiditis haben hohes Fieber, eine gerötete und gespannte Schilddrüsenregion, die sehr druckempfindlich und schmerzhaft ist. Meist schaffen Antibiotika eine rasche Besserung, ein möglicher Abszeß muß operativ entleert werden.

Auch die akute nicht eitrige Thyreoiditis findet man sehr selten. Sie tritt gelegentlich nach einer höher dosierten Radiojodtherapie auf oder nach einer äußerlichen Bestrahlung wegen nicht in der Schilddrüse gelegener Tumoren im Halsbereich. Hier ist nur selten eine Behandlung notwendig.

Bei der subakuten Thyreoiditis handelt es sich um eine Virusinfektion, die erst etwa zwei Wochen nach einem (grippalen) Infekt der Luftwege auftritt. Man hat den Infekt schon fast wieder vergessen, bekommt aber plötzlich Schmerzen in der Halsregion, fühlt sich abgeschlagen, schwach und krank. Die Blutsenkung ist extrem erhöht, jedoch die Zahl der weißen Blutkörperchen, sonst ein sicherer Nachweis von Entzündungen im Körper, ist normal.

Bei zwei Dritteln der Patienten heilen diese Symptome vollständig aus. Wer allerdings starke Schmerzen hat, braucht ärztliche Hilfe. Hier wirkt am besten eine Kortison-Stoßtherapie. Bereits nach einigen Stunden fühlt sich der Erkrankte wieder völlig gesund.

### f) »Kalte« und »heiße« Knoten in der Schilddrüse

Einzelne Bereiche innerhalb der Schilddrüse können sich verselbständigen, sie werden *autonom*. Das liegt – wie wir bereits wissen – an den Wachstumsimpulsen. Sie treffen nämlich nicht auf eine Masse gleichartiger Befehlsempfänger in der Schilddrüse, sondern auf individuelle Zellen in den einzelnen Follikeln.

Dementsprechend reagieren sie stärker oder weniger stark auf die Wachstumsreize, indem sie sich vermehren oder größer werden. Bilden sich in bestimmten Bezirken unterschiedlich dichte Zellansammlungen, so bezeichnet man sie als »Knoten«.

Ein »heißer« (manchmal auch »warmer«) Knoten in der Schilddrüse ist eine Gewebsanhäufung, in der vermehrt Schilddrüsenhormone gebildet werden. Meist handelt es sich um ein *autonomes Adenom,* eine gutartige Geschwulst. Ein autonomes Adenom ist ein selbständig arbeitender Schilddrüsenknoten. Die krankhafte Schilddrüsenautonomie ist also eine Fehlanpassung an den Jodmangel, wodurch unkontrolliert viel Hormon ausgeschüttet wird.

Ein »kalter« Knoten dagegen stellt ein ruhendes Gewebsareal in der Schilddrüse dar, in dem keine oder kaum Hormone produziert werden. Solche »ausgelaugten« oder erschöpften Areale entstehen als Folge eines lange andauernden Jodmangels. Sie können knotige, zystische, verkalkte bis hin zu bösartigen Veränderungen zeigen.

Unter einer *Zyste* in der Schilddrüse versteht man ein Erschöpfungsareal in Form eines Hohlraumes, der meist mit Flüssigkeit gefüllt ist. Diese bernsteinfarbene Flüssigkeit resorbiert sich aus Blut, das infolge kleiner Einrisse aus dem Schilddrüsengewebe austritt. Letztere entstehen, weil sich eine Struma bildet und durch das Wachstum – vergleichbar mit einem Gummi-

schlauch, der immer mehr gefüllt wird – die Wände immer dünner und rissiger werden.
Eine weitere Art von Knoten, die in einer Struma auftreten können, sind *Krebsknoten,* wobei der Schilddrüsenkrebs aber insgesamt sehr selten ist. Nur bei etwa drei bis fünf Prozent aller Knoten steckt ein *Karzinom,* eine bösartige Geschwulst, dahinter.
Nun kann man aber durch Abtasten nicht erfahren, ob der Knoten kalt oder heiß, gutartig oder bösartig ist. Gerade deshalb sollte dies genauestens abgeklärt werden, und zwar per Sonographie, exakter noch durch die Szintigraphie und eventuell durch eine Feinnadelpunktion, natürlich inklusive einer Blutuntersuchung und gegebenenfalls einer Röntgenuntersuchung (vgl. Kap. 5 »Untersuchung der Schilddrüse«).

## g) Schilddrüsenkrebs

Schilddrüsenknoten treten relativ häufig auf, aber weniger als fünf Prozent sind bösartig und dies wesentlich seltener bei jüngeren Menschen als bei älteren. Das heißt, Schilddrüsenkrebs ist sehr selten. In der Bundesrepublik erkanken pro Million Einwohner 24 bis 32 Menschen jährlich an einem *Schilddrüsenkarzinom,* wie der Fachausdruck lautet. An Schilddrüsenkrebs sterben pro Jahr und eine Million Einwohner nur fünf, im Gegensatz zu den übrigen Krebsarten, an denen jährlich von einer Million Menschen 200 000 sterben. Schilddrüsenkrebs zählt also zu den »harmlosesten« Krebsarten, soweit man Krebs überhaupt als harmlos bezeichnen kann. Es gibt auch nicht *den* Schilddrüsenkrebs, sondern rund 15 verschiedene Typen, deren Einzelheiten oder Merkmale hier aber nicht aufgezählt werden sollen.
Man weiß nicht, wie und warum ein Schilddrüsenkrebs entsteht; die Ursache ist ebenso ungeklärt wie die Krebsentstehung an anderen Organen. Sicher ist lediglich ein gewisser Einfluß von Röntgenstrahlen oder anderen ionisierenden Strahlen auf die kindliche Schilddrüse.
Ein Schilddrüsenkarzinom bedeutet *kein* Todesurteil! So stellte man beispielsweise bei Untersuchungen an Verstorbenen, die nicht an einer Schilddrüsenerkrankung verstorben waren, fest, daß bis zu 36 Prozent einen Schilddrüsenkrebs hatten und nichts davon wußten. Diese verborgenen »okkulten« Karzinome waren nicht besonders groß und hatten diesen Menschen bis zum Tod keinerlei Beschwerden bereitet.
Man kann also sagen: Während Schilddrüsenvergrößerung in Form eines

Kropfes *(Struma)* die häufigste Krankheit der Schilddrüse ist, ist die Krebserkrankung der Schilddrüse äußerst selten.
Sollte tatsächlich ein Schilddrüsenkrebs vorhanden sein, so bieten sich zwei Therapiemöglichkeiten an:
1. Die totale *Thyreoidektomie:* Dabei wird die Schilddrüse operativ vollständig entfernt, ebenso eventuell befallene Lymphknoten in der näheren Umgebung.
2. Die *Radiojodtherapie:* Bei differenzierten Schilddrüsenkarzinomen kann eine Nachbehandlung mit einer hochdosierten Radiojodtherapie die Heilungschancen verbessern, der meist etwa ein halbes Jahr später eine zweite Radiojodtherapie folgt. Falls Metastasen im Körper sind, können sie oft erst jetzt nachgewiesen werden. Unangenehm kann für den Patienten nur der Zeitraum werden, in dem er eine Hypothyreose bekommt. Denn die nach der Operation fehlende Produktion von Schilddrüsenhormonen wird zunächst während der ersten Behandlung mit radioaktivem Jod nicht durch Hormontabletten ersetzt. Etwa vier Wochen vor dem zweiten Termin wird das Schilddrüsenhormon noch einmal abgesetzt. Damit wird bewußt eine Hypothyreose angestrebt, um die Hypophyse zu einer vermehrten TSH-Ausschüttung anzuregen. TSH sorgt nämlich für die Jodaufnahme, das heißt, das Radiojod wird vom Körper aufgenommen. Danach aber wird der Hormonmangel wie bei einer Schilddrüsenunterfunktion durch die regelmäßige Einnahme von Thyroxin-Präparaten ausgeglichen, und der Patient fühlt sich in kürzester Zeit wieder fit.
Wie gesagt, die Angst vor Schilddrüsenkrebs ist überflüssig. Er betrifft 0,5 Prozent aller Krebskrankheiten und steht damit unter allen Todesfällen an Krebs erst an elfter Stelle.

# 4. Jedem dritten Deutschen »platzt der Kragen«

Es ist ein ganz eigenartiges Phänomen: Mehr denn je achten wir auf eine »gesunde« Ernährung, darauf, genügend Vitamine, Mineralstoffe, Spurenelemente und Ballaststoffe auf dem Teller zu haben und nicht mehr soviel Fett. Wir kümmern uns um unseren Cholesterinspiegel und immer mehr darum, daß wir frische, unverdorbene und nicht chemisch behandelte oder künstlich hergestellte Nahrungsmittel auf den Tisch bringen. Dennoch: Trotz Vollwertkost und vitaminreicher Ernährung gibt es auch heute noch nahrungsbedingte Mangelerscheinungen, beispielsweise Erkrankungen der Schilddrüse.

Sie sind so verbreitet, daß man gar nicht oft genug die Zahlen ins Gedächtnis zurückrufen kann.

25 Millionen Menschen insgesamt – das heißt jeder Dritte! – leiden bei uns unter einem Mangel an Jod und entwickeln deshalb Kröpfe. Diese müssen nach längerem unsichtbarem Wachstum meist operiert werden, und zwar wenn der Hals sichtbar geschwollen ist. Daher fallen in Deutschland notwendigerweise jährlich rund 90 000 Kropfoperationen an.

Aber es kommt noch schlimmer: Zur Zeit wird bereits jedes zwanzigste Baby in Deutschland mit einem – teilweise noch verborgenen Kropf – geboren.

Und das einfach nur, weil die Mutter nicht auf eine ausreichende Jodversorgung geachtet hatte.

Wie wir inzwischen wissen, ist der Kropf eine Vergrößerung der Schilddrüse. Diese vergrößert sich, wenn der Körper ständig zuwenig Jod aufnimmt und dann nicht genügend Schilddrüsenhormone produzieren kann.

Der Mangel an Schilddrüsenhormon führt zu Fehlfunktionen im Körperstoffwechsel. Die Folgen sind unter anderem: Müdigkeit, Abgeschlagenheit, Verdauungsstörungen. Die Haut wird blaß und schuppig, die Fingernägel brüchig und das Haar spröde. Genauso können Antriebsarmut, Depressionen, überstarke Nervosität und ständige Gereiztheit oder sogar große Kälteempfindlichkeit durch Jodmangel verursacht sein.

Selbst Unfruchtbarkeit bei Frauen (s. Kap. 7) ist möglicherweise auf einen Mangel an Schilddrüsenhormonen zurückzuführen. Kritisch wird es für Frauen überhaupt in Phasen von hormoneller Umstellung, also in der Pu-

bertät, während der Schwangerschaft, der Stillzeit oder in den Wechseljahren, weil in diesen Phasen stets erhöhter Jodbedarf besteht. In solchen Lebensabschnitten sollte, dazu raten Experten, Jodmangelkrankheiten mit Jodidpräparaten vorgebeugt werden.
Derselbe Rat gilt für Personen aus Familien mit »Kropftradition«. Sie sollten zusätzlich mindestens einmal pro Woche Seefisch essen und im Haushalt ausschließlich jodiertes Speisesalz verwenden (s. Kap. 6). Diese Ernährungsweise ist übrigens für jeden sinnvoll. Seefisch senkt durch seine Omega-3-Fettsäuren nämlich auch das Risiko übermäßiger Cholesterinwerte im Blut und damit das Herzinfarkt- und Schlaganfallrisiko.
Erkrankungen der Schilddrüse, so haben wir gehört, »blühen« lange Zeit im verborgenen. Obwohl bereits über 40 Prozent der Deutschen die bedrohliche Auswirkung einer Schilddrüsenkrankheit bekannt ist, glaubt jeder fünfte, eine Schilddrüsendysfunktion selbst beheben zu können, ermittelte das »forum Schilddrüse e.V.« (1991). Gerade jüngere Menschen glauben außerdem, mögliche Ursache ihrer Erkrankung seien Umwelteinflüsse. Andererseits gaben etwa 20 Prozent aller Altersgruppen an, in ihrer Familie, bis zurück zu den Großeltern, habe es Probleme mit der Schilddrüse gegeben.
Um so erstaunlicher ist es, daß sich so wenige Menschen überhaupt über die Schilddrüse und ihre Funktionen informieren oder sich um dieses lebenswichtige und -notwendige Organ kümmern. Inzwischen wissen Sie ja, welch weites Aufgabenfeld im Organismus die Schilddrüse und ihre Hormone zu betreuen haben.
Ein Test kann niemals eine ärztliche Untersuchung ersetzen. Er kann Ihnen aber die Entscheidung erleichtern, einen Arzt aufzusuchen. Denn gerade die Dysfunktion der Schilddrüse hat so zahlreiche unterschiedliche Merkmale, daß viele diese Symptome einer anderen Erkrankung zuordnen oder sie überhaupt nur als vorübergehendes Unwohlsein ansehen. Zum Arzt gehen sie dann erst wegen massiver Beschwerden – und relativ spät.

## Testen Sie sich – Ihr persönlicher Schilddrüsen-Check*

### 1. Teil

Haben Sie Beschwerden im Halsbereich? (z.B. Kloßgefühl, Schmerzen, Luftnot, Schluckbeschwerden, Heiserkeit) ○ Ja ○ Nein

Sind in Ihrer Familie schon Erkrankungen der Schilddrüse aufgetreten? ○ Ja ○ Nein

Bei wem? ______________________

Welche? ______________________

Wurde bei Ihnen schon einmal die Schilddrüse untersucht? ○ Ja ○ Nein

Wann zuletzt? ______________________

Diagnose: ______________________

Leiden Sie unter anderen Beschwerden und Krankheiten? ○ Ja ○ Nein

Wenn ja, unter welchen? ______________________

______________________

### 2. Teil

Haben Sie an Körpergewicht abgenommen? ○ Ja ○ Nein

Um wieviel kg? ______________________

Zeitraum? ______________________

Haben Sie an Körpergewicht zugenommen? ○ Ja ○ Nein

Um wieviel kg? ______________________

Zeitraum? ______________________

* Mit freundlicher Genehmigung der GesConsult, Frankfurt

| | | |
|---|---|---|
| Ist Ihr Appetit größer geworden? | ○ Ja | ○ Nein |
| Leiden Sie an Appetitlosigkeit? | ○ Ja | ○ Nein |
| Schwitzen Sie neuerdings leichter? | ○ Ja | ○ Nein |
| Frieren Sie neuerdings leichter? | ○ Ja | ○ Nein |
| Sind Ihre Hände in letzter Zeit wärmer? | ○ Ja | ○ Nein |
| Haben Sie in letzter Zeit kalte Hände und Füße? | ○ Ja | ○ Nein |
| Sind Sie innerlich unruhiger geworden? | ○ Ja | ○ Nein |
| Sind Sie müde, schläfrig, langsamer geworden? | ○ Ja | ○ Nein |
| Zittern Sie in letzter Zeit? | ○ Ja | ○ Nein |
| Ist Ihre Haut in letzter Zeit trockener geworden? | ○ Ja | ○ Nein |
| Haben Sie neuerdings ständig erhöhten oder unregelmäßigen Pulsschlag? | ○ Ja | ○ Nein |
| Wechselt Ihr Pulsschlag häufig? | ○ Ja | ○ Nein |
| Haben Sie neuerdings vermehrt Stuhlgang? | ○ Ja | ○ Nein |
| Leiden Sie an Verstopfung? | ○ Ja | ○ Nein |

**Für Frauen:**

| | | |
|---|---|---|
| Nehmen Sie die »Pille« oder andere weibliche Hormone? | ○ Ja | ○ Nein |
| Besteht eine Schwangerschaft? | ○ Ja | ○ Nein |
| Sind Sie ungewollt kinderlos? | ○ Ja | ○ Nein |

**Ergebnis:**

*Haben Sie mindestens sechsmal mit »ja« geantwortet?*

Dann gehören auch Sie möglicherweise zu den 25 Millionen Menschen in Deutschland, bei denen ein jodmangelbedingter Kropf wächst. Natürlich stellt dieser Fragebogen keine Diagnose dar; Sie sollten ihn nur als Anhaltspunkt dafür sehen, ob Sie ausreichend mit Jod versorgt sind oder möglicherweise unter Jodmangel leiden.

*Früherkennung hilft!*

Sprechen Sie Ihren Arzt beim nächsten Besuch auf das Thema an, und bringen Sie ihm den Testbogen mit. Ihre Antworten helfen ihm bei der Untersuchung.

Es soll an dieser Stelle nochmals betont werden, daß dieser Test keine genaue Untersuchung beim Arzt ersetzt und auch nicht hundertprozentig beweist, daß bei Ihnen nun eine Schilddrüsendysfunktion vorliegt. Andererseits beinhaltet er eine Anzahl der typischen Kennzeichen dafür, daß die Schilddrüse irgendwie aus dem Tritt gekommen ist.
Es ist also bestimmt nicht verkehrt, wenn Sie sich schnellstens um einen Untersuchungstermin bei Ihrem Arzt kümmern. Lassen Sie vorsorglich Ihre Schilddrüse und deren Funktion messen. Es tut bestimmt nicht weh, erspart Ihnen aber möglicherweise eine Anzahl von Komplikationen in späteren Jahren.
Was wird der Arzt tun?

# 5. Untersuchung der Schilddrüse

Eines der wichtigsten Dinge zwischen dem Patienten und seinem Arzt ist Vertrauen. Der Patient muß auf das Verständnis und das Wissen des Arztes vertrauen können, und der Arzt kann nur dann eine richtige Diagnose stellen und Hilfe geben, wenn er das Vertrauen seines Patienten besitzt. Letzteres beinhaltet unter anderem, daß ihm der Patient in aller Offenheit seine Probleme, seine Schwierigkeiten, aber auch seine Wünsche mitteilt. Es ist zwecklos, wenn ein Patient sich geniert, dem behandelnden Doktor zu erzählen, welche Krankheiten er schon gehabt hat, oder wenn er versucht, sich tapfer schmerzfrei zu geben, obwohl er Schmerzen hat.
Der Arzt ist kein »Halbgott in Weiß«, aber auch kein Hellseher. Das heißt, er muß Fragen stellen können und darauf vertrauen, daß ihm der Patient ehrlich antwortet. Der wichtigste Schritt zu Beginn einer richtigen Diagnose und Behandlung ist nämlich die *Anamnese*.

## a) Anamnese

Als *Anamnese* bezeichnet man die Ermittlung der persönlichen medizinischen Vorgeschichte eines Patienten. Häufig beginnt die Anamnese damit, daß Sie als Patient einen Fragebogen ausfüllen sollen, der nicht nur Ihre Personalien enthält, sondern auch eine Art Checkliste zu Ihren Beschwerden. Denn für die Diagnose einer Schilddrüsenkrankheit muß der Arzt beispielsweise wissen, ob Schilddrüsenerkrankungen in der Familie vorkommen, ob und wann die Schilddrüse bei Ihnen schon einmal untersucht wurde, welche Behandlungsformen damals eingeleitet wurden, mit welchen Präparaten und, wenn möglich, auch in welcher Dosierung. Außerdem sollten Sie eventuelle operative oder strahlentherapeutische Maßnahmen auf jeden Fall mitteilen. Auch außergewöhnliche Belastungen mit dem Hormonbaustein Jod, vor allem durch jodhaltige Röntgenkontrastmittel oder jodhaltige Medikamente, bedeuten für den Arzt wichtige Informationen, speziell, wenn Ihre Beschwerden an eine Schilddrüsenüberfunktion denken lassen.
Die weiteren Fragen werden Sie möglicherweise an den Test im vorangegangenen Kapitel erinnern. Für Frauen ist besonders wichtig, ihrem Arzt mitzuteilen, ob sie die Anti-Baby-Pille, Östrogenpräparate (z.B. gegen

Wechseljahrbeschwerden oder Osteoporose) nehmen oder ob sie schwanger sind.
Am besten bereiten Sie sich auf Ihren Arzttermin schon zu Hause vor, indem Sie Ihre Beschwerden notieren, mögliche Vorbefunde oder Untersuchungsberichte mitnehmen, ebenso Röntgenaufnahmen, die eventuell einmal früher von Ihrer Schilddrüse gemacht wurden, aber auch, indem Sie sich Ihre Fragen notieren. Scheuen Sie sich nicht, Ihrem Arzt Fragen zu stellen! Sie sind niemals dumm, und der Arzt kann daraus erkennen, was Ihnen Probleme bereitet.
Der nächste Schritt nach der Anamneseerstellung ist die *körperliche Untersuchung.*

## b) Körperliche Untersuchung

Der Arzt betrachtet aufmerksam Ihren Hals und fordert Sie zum Schlukken auf. Er tastet mit den Händen die Schilddrüsenregion ab. Denn mit den Fingern lassen sich bereits eine Vergrößerung der Schilddrüse, ihre Konsistenz (weich oder derb), knotenförmige Veränderungen und ein Pulsieren oder Schwirren bei verstärkter Durchblutung durch Überfunktion ertasten, die Schluckverschiebungen bei einer Struma sowie eine mögliche Schmerzhaftigkeit. Mit dem Fachausdruck bezeichnet man dieses Abtasten per Hand als *Palpation.*

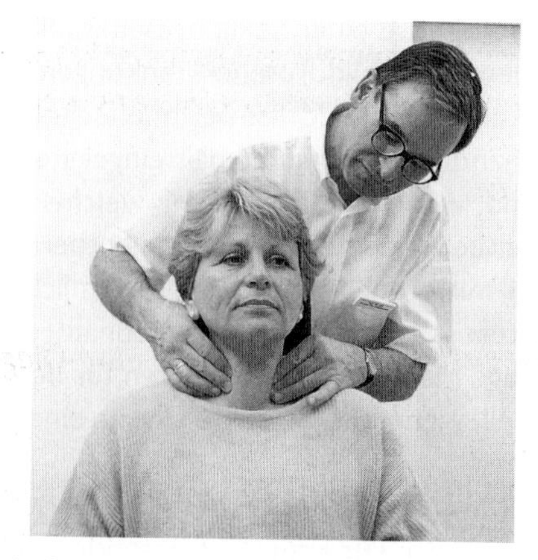

*Untersuchung der Schilddrüse durch Abtasten der Halsregion. Foto: GesConsult*

Die Palpation der Schilddrüse stellt die einfachste Untersuchungsmethode dar. Sie erlaubt bereits eine Stadieneinteilung eines eventuell vorhandenen Kropfes. Die körperliche Untersuchung beschränkt sich aber nicht nur auf die Halsregion, sondern auch auf die Augen, die Organe des Brustkorbs und eventuell auf andere Körperregionen. Denn ein Hormonüberschuß oder ein Hormonmangel bei Funktionsstörungen der Schilddrüse wirkt zugleich auf andere Körperregionen ein, besonders auf die Augen, die Hautbeschaffenheit, die Nägel, die Haare, oder verursacht ein eventuelles Zittern der Finger *(feinschlägiger Tremor)*. Außerdem mißt der Arzt Puls und Blutdruck. So kann beispielsweise ein schneller Pulsschlag in Ruhe beim jungen Menschen oder ein unregelmäßiger schneller Pulsschlag beim älteren Menschen auf eine Hyperthyreose hinweisen, ein langsamer, »träger« Puls dagegen auf eine Hypothyreose. Sowohl bei Über- als auch bei Unterfunktion der Schilddrüse kann das Herz vergrößert sein.
Selbst Symptome im Bereich des Magen-Darm-Kanals können Rückschlüsse auf eine Dysfunktion der Schilddrüse erlauben. Die Bewegung der Darmmuskulatur ist bei einer Schilddrüsenüberfunktion gesteigert und führt zu häufigem Stuhlgang, während die Darmpassage bei Unterfunktion verlangsamt ist und der Patient über Verstopfung klagt.
Genieren Sie sich nicht, wenn der Arzt Ihre Figur eingehend mustert. Patienten mit einem Myxödem weisen häufig Schwellungen an den Gelenken auf, sind aufgeschwemmt, und ihre Haut hinterläßt kleine Dellen, wenn man mit dem Finger darauf drückt. Auch die Temperatur von Händen und Füßen gibt Aufschluß über eine Über- oder Unterfunktion der Schilddrüse.
Nach der Erstellung der Anamnese und nach der körperlichen *(klinischen)* Untersuchung folgen die speziellen Untersuchungen, die sich in zwei Gruppen unterteilen lassen:

- In-vitro-Diagnostik;
- In-vivo-Diagnostik.

### c) Laboruntersuchungen *(In-vitro-Diagnostik)*

Unter In-vitro-Diagnostik versteht man das, was »im Glas« (im Reagenzglas) abgeklärt wird, also Blutuntersuchungen, die im Labor durchgeführt werden. So kann man beispielsweise die hormonelle Leistung der Schilddrüse durch eine Messung ihrer Hormone $T_3$ und $T_4$ im Blut abschätzen.

Einzig darauf darf man sich jedoch nicht verlassen, und zwar aus zwei Gründen:
Selbst das allerbeste Labor erhält in etwa fünf Prozent sämtlicher Bestimmungen falsche Befunde. Eine Diagnose darf sich deswegen nicht allein auf technologisch erzielte Werte stützen, sondern muß auch den Blick und die manuellen Untersuchungen des Arztes berücksichtigen.
Außerdem ändert sich die Schilddrüsenhormonkonzentration im Blut des öfteren. Sie hängt unter anderem davon ab, wie lange der Patient an einer Über- oder Unterfunktion leidet, welche Medikamente (z.B. Pille, Heparine, Salizylate) er einnimmt, welche zusätzlichen Erkrankungen (z.B. Leberzirrhose) möglicherweise seine Schilddrüsenfunktion beeinträchtigen, oder auch, welchen Lebensstil er pflegt (z.B. bei Nulldiät). Dazu kommt, daß auch die (routinemäßig einfach bestimmbare) Hormonkonzentration im Blut nicht identisch ist mit der Konzentration der freien Schilddrüsenhormone im *peripheren* (umliegenden) Gewebe. Jedoch nur letztere repräsentiert die Stoffwechselsituation hinsichtlich der Schilddrüsenfunktion. Ferner ist zu bedenken, daß die häufigste Schilddrüsenerkrankung, der endemische Kropf, mit völlig normalen Schilddrüsenwerten einhergeht.
Eine falsch verstandene »Laborgläubigkeit« kann also dazu führen, daß erhöhte oder erniedrigte Schilddrüsenhormonwerte »behandelt« werden und nicht der Patient selbst. Oder umgekehrt: Der Patient mit Struma wird nicht behandelt, weil seine Laborwerte in der Norm liegen. Beides ist gleich fatal, denn immer ist es schließlich der Patient, der krank ist.
Durch die Verbesserung der Analysegeräte und mit Hilfe spezieller *(immunologischer)* Verfahren ist es inzwischen möglich, auch die Mengen der freien Schilddrüsenhormone zuverlässig zu errechnen. Daher geht man in der Routinediagnostik immer mehr dazu über, nicht mehr das Gesamt-T3 und Gesamt-T4 zu bestimmen, sondern die freien Hormone. Bei einer ausgeglichenen Stoffwechsellage liegen der T3- und der T4-Spiegel in der Norm, bei einer Schilddrüsenüberfunktion steigt zuerst der T3-Spiegel, später auch der T4-Spiegel an. Bei einer Schilddrüsenunterfunktion ist der T4-Spiegel erniedrigt, der T3-Spiegel liegt häufig noch im Bereich der Norm.

Die Abkürzungen für diese Messungen lauten:
Gesamt-T3 (Totales T3): TT3
Freies T3: FT3

Gesamt-$T_4$ (Totales $T_4$): $TT_4$
Freies $T_4$: $FT_4$

Die Normalbereiche für das Trijodthyronin ($T_3$) sind:
Normalbereich: $TT_3$ (80–200 ng/dl Serum)
$FT_3$ (2,1–5,8 pg/ml Serum)

Die Normalbereiche für das Thyroxin ($T_4$) liegen bei:
Normalbereich: $TT_4$ (5,0–12,0 µg/dl Serum)
$FT_4$ (0,8–2,2 ng/dl Serum)

Unter $T_4$-Einnahme reicht der obere Grenzwert des $FT_4$-Normalbereichs bis 3,5 ng/dl Serum.
Bei Erhöhung der $T_4$-Werte besteht eine Hyperthyreose, bei Absinken der $T_4$-Werte eine Hypothyreose. Wie bereits gesagt: Die Einnahme der Pille, von Östrogenen oder anderen Medikamenten kann die Bestimmung der $TT_4$ verfälschen, nicht aber die der $FT_4$-Konzentration.
Bei Jodmangel-Strumen liegen die $FT_4$- und $FT_3$-Spiegel im allgemeinen im Bereich der Norm.
Für die Bestimmung dieser Werte ist die Abnahme von etwas Venenblut aus dem Arm erforderlich. Ebenso für den

## TSH- und TRH-Test

Ein Mangel an Schilddrüsenhormonen in den Körperzellen führt zu einem Anstieg der Abgabe des die Schilddrüse über die Hirnanhangdrüse stimulierenden TSH. Die Bestimmung von TSH ist daher ein sehr sensitiver Parameter für den Ausschluß beziehungsweise Nachweis einer Schilddrüsenfunktionsstörung. Er wird auch bei der Screening-Untersuchung von Neugeborenen angewendet.
Man mißt also das von der Hirnanhangdrüse abgegebene, die Schilddrüse stimulierende Hormon TSH im Blut. Mit einer ersten venösen Blutabnahme wird zunächst der »basale TSH-Wert« bestimmt. Danach gibt man dem Patienten in jedes Nasenloch einen Sprühstoß Flüssigkeit, welche das Zwischenhirnhormon TRH enthält. Nach dreißig Minuten nimmt man zum zweitenmal Blut ab und bestimmt »TSH nach TRH«.
Es kann aber auch unmittelbar im Anschluß an die erste Blutabnahme TRH intravenös injiziert und danach der TSH-Wert gemessen werden.

Der TSH-Normalbereich (vor TRH = »TSH basal«) liegt beim Gesunden zwischen 0,3–4,0 μU/ml.
Ein fehlender TSH-Anstieg nach der Gabe von TRH spricht für eine Überversorgung des Organismus mit Schilddrüsenhormonen, ein überschießender Anstieg für eine Unterversorgung (Hypothyreose), zum Beispiel bei ausgeprägtem Jodmangel, bei der Überdosierung von Medikamenten oder bei einer (beginnenden) Schilddrüsenentzündung, die zur Schilddrüsenunterfunktion führen kann.

## Schilddrüsenantikörper

Beim Kontakt mit Bakterien oder Viren entwickelt der Körper sogenannte *Antikörper* als immunologische Abwehr. Es gibt jedoch auch krankhafte Störungen, bei denen sich die Abwehr gegen körpereigene Substanzen richtet. Zu diesen Autoimmunerkrankungen gehören beispielsweise Rheuma oder bestimmte entzündliche Veränderungen der Schilddrüse sowie der Morbus Basedow. Solche gegen körpereigene Objekte gerichtete Antikörper bezeichnet man als *Autoantikörper*.
Folgende Autoantikörper können im Bereich der Schilddrüse gebildet werden:

- in den Follikelzellen *(Thyreozyten)* Antikörper gegen Mikrosomen (Mikrosomale Antikörper = MAK) und gegen den TSH-Rezeptor (TSH-Rezeptor-Antikörper = TRAK),
- im Kolloid Antikörper gegen Thyreoglobulin (Thyreoglobulin-Antikörper = TAK),
- gegen Schilddrüsenhormone (die $T_3$- bzw. $T_4$-Antikörper haben keine klinische Bedeutung, wirken jedoch als Störfaktoren bei der korrekten Bestimmung der Serumkonzentration von $T_3$ und $T_4$).

MAK und TAK treten bei verschiedenen Schilddrüsenerkrankungen auf, möglicherweise aber auch bei Gesunden. Ein stark erhöhter Antikörpergehalt *(Titer)* des Blutes läßt auf eine Autoimmunerkrankung der Schilddrüse schließen. Die Normalwerte für MAK wie für TAK liegen bei einem Titer bis 1 : 100.

## Messung des Thyreoglobulin (hTg)

Die Schilddrüsenzellen sondern das »humane Thyreoglobulin« (hTg) in das Innere des Follikels ab, so daß normalerweise nur geringe Mengen in die Blutbahn kommen. Entsteht jedoch ein Kropf, so steigt in gewissen Grenzen parallel dazu die hTg-Konzentration im Blut an. Die Messung der

hTg-Konzentration kann also in begrenztem Umfang als Indikator für das Wachstum einer Struma verwendet werden.
Unverzichtbar ist die hTg-Messung jedoch für die Nachsorge nach einer vollständigen Entfernung der Schilddrüse wegen eines Schilddrüsenkrebses. In diesem Fall bestätigt das Fehlen eines hTg-Spiegels im Blut, daß sämtliches funktionstüchtiges Schilddrüsengewebe (und damit alles Krebsgewebe und die *Metastasen*) erfolgreich entfernt wurde. Würde dieser schilddrüsenspezifische Tumormarker ansteigen, wäre er ein Alarmsignal für weitere Nachbehandlungen.
Hier muß also genau getrennt werden zwischen Patienten nach einer Schilddrüsenkrebs-Operation und Nicht-Krebs-Patienten.

## d) Untersuchungen mit Apparaten *(In-vivo-Diagnostik)*

### Sonographie

Wie Sie bereits festgestellt haben, ist eine Meßart für die genaue Feststellung einer Schilddrüsenerkrankung keinesfalls ausreichend. So werden

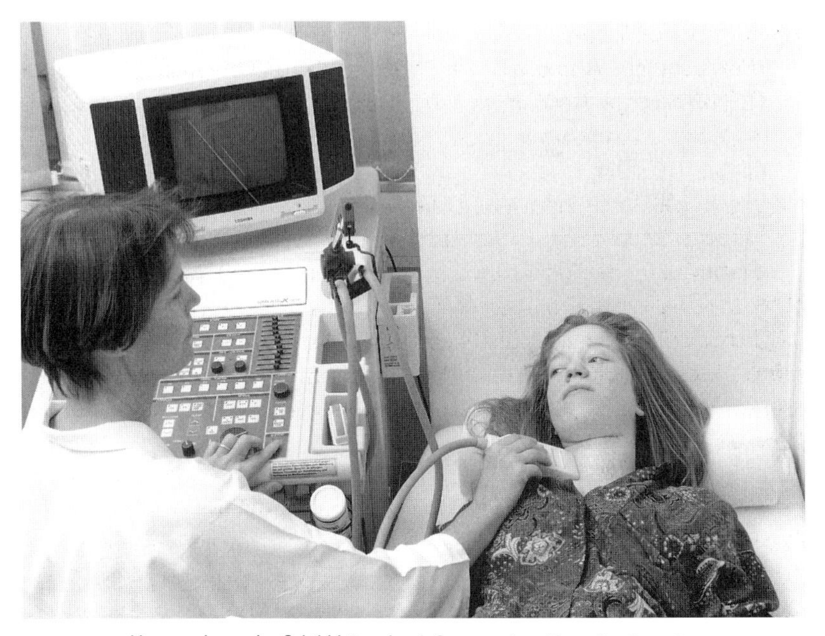

*Untersuchung der Schilddrüse durch Sonographie. Foto: GesConsult*

Anamnese und körperliche Untersuchung in jedem Fall ergänzt durch eine Untersuchung der Schilddrüse mit Ultraschall. Diese sogenannte *Sonographie* (griech.: sonos = Ton, graphein = schreiben) hat keinerlei Nachteile, aber zahlreiche Vorteile. Sie dauert nur wenige Minuten und ist für den Patienten weder unangenehm noch schmerzhaft; die meisten werden sie kennen, weil man Ultraschall inzwischen beispielsweise zu gynäkologischen Untersuchungen, zur Überprüfung des Herzens, der Niere, der Leber, der Blase oder auch der Prostata einsetzt.
Mit Hilfe der Sonographie können Lage, Form und Größe und somit auch das Gewicht der Schilddrüse bestimmt werden.
Der Patient legt sich dazu auf die Liege, der Arzt gibt etwas Kontaktgel auf den Hals und fährt dann mit dem sogenannten Schallkopf leicht über den Schilddrüsenbereich. Mit Hilfe des Computers kann er so auf dem Bildschirm die Größe der Schilddrüse erkennen, ihre Struktur (Gewebsmuster), ebenso eventuelle Knoten oder Zysten. Von jedem der beiden Schilddrüsenlappen wird unter anderem ein Bild im Quer- und Längsschnitt abfotografiert. Anhand der Sonographie kann auch ziemlich exakt das Volumen der Schilddrüse errechnet werden.

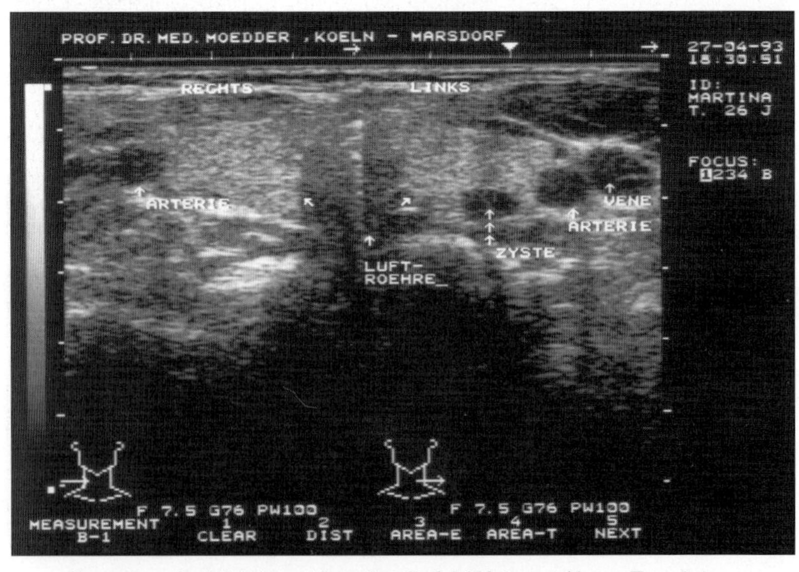


*Sonogramm der Schilddrüse: Normal große Schilddrüse mit kleiner Zyste links.*
*Foto: Prof. Dr. Mödder*

Diese Untersuchung dauert nur wenige Minuten und ist für den Patienten völlig schmerzlos. Da sie mit keinerlei Strahlenexposition verbunden ist (deswegen wird sie auch bei der Schwangerschaftsvorsorge eingesetzt), hat sie für den Patienten keinerlei Nebenwirkungen.

## Szintigraphie

Mit der *Szintigraphie* (griech.: szinti = Lichtblitz, graphein = schreiben) kann sich der Arzt ein genaues Bild von den Funktionsabläufen des Schilddrüsengewebes machen, beispielsweise von vermehrten oder verminderten Stoffwechselabläufen, aber auch von den Orten, wo etwas stattfindet. Dazu wird dem Patienten entweder radioaktives Technetium (99m-Tc-O4) oder radioaktives Jod (123-J oder 131-J), meist durch eine Injektion in die Armvene, verabreicht. Diese radioaktive Substanz wird in den Schilddrüsenzellen angereichert (denken Sie dabei an die »Produktionsstätte« Schilddrüse), zusammen mit den »normalen« Jodteilchen. Aufgrund ihrer Radioaktivität senden jedoch die injizierten Jodteilchen im Gegensatz zu

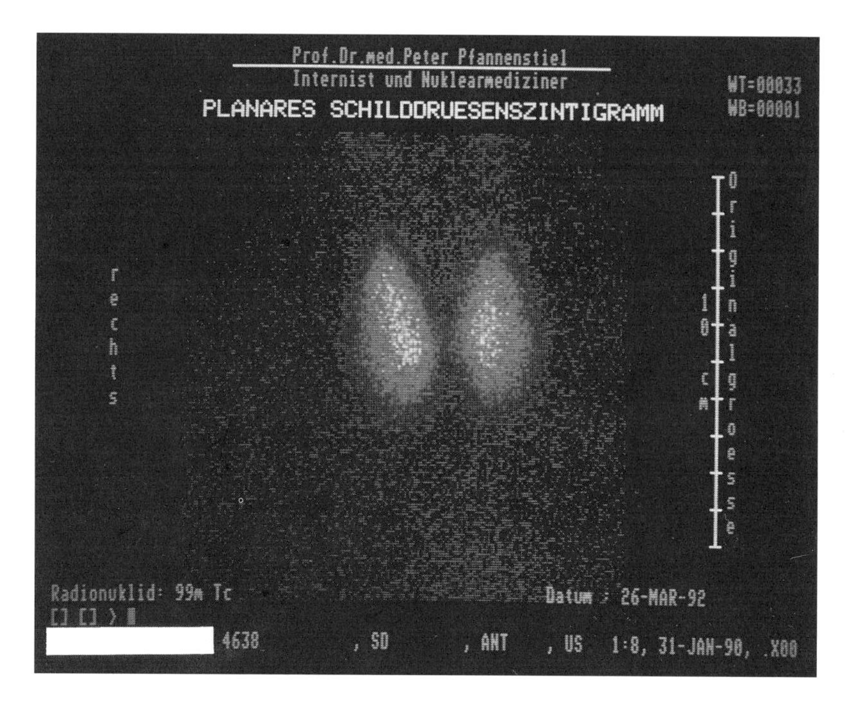


*Szintigramm einer normalen Schilddrüse. Foto: GesConsult*

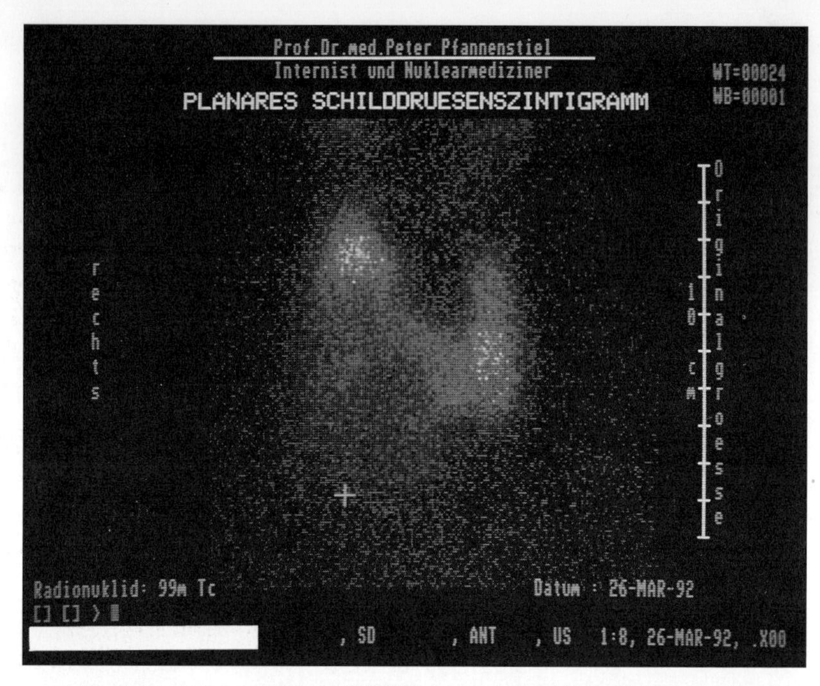


*Szintigramm einer vergrößerten Schilddrüse mit großem »kaltem« Knoten rechts.*
*Foto: GesConsult*

den »normalen«, nicht radioaktiven eine Strahlung aus, die von den entsprechenden Meßgeräten registriert werden kann.
Auf dem Szintigramm kann man dann erkennen, ob die Schilddrüse die radioaktive Substanz gleichmäßig oder in einzelnen Gewebebezirken stärker oder schwächer speichert. Mit Hilfe einer dem Strahlendetektor nachgeschalteten Datenverarbeitungsanlage kann die Menge der gespeicherten Jodatome aufgezeigt werden, wie beispielsweise bei »heißen« oder »kalten Knoten«.
Dazu sitzt der Patient vor oder liegt unter einem *Scanner,* einer Gammakamera. Beim entsprechenden Meßgerät (wenn der Gammakamera ein Rechnersystem nachgeschaltet ist) kann gleichzeitig das TcTU *(Tc-Thyreoidea-Uptake)* festgestellt werden.
Bei diesem *Suppressionstest* prüft man, besonders wenn ein Verdacht auf autonome Gebiete in der Schilddrüse besteht, die Regulationsfähigkeit des Regelkreises: bildlich per Szintigramm, quantitativ durch Messung des

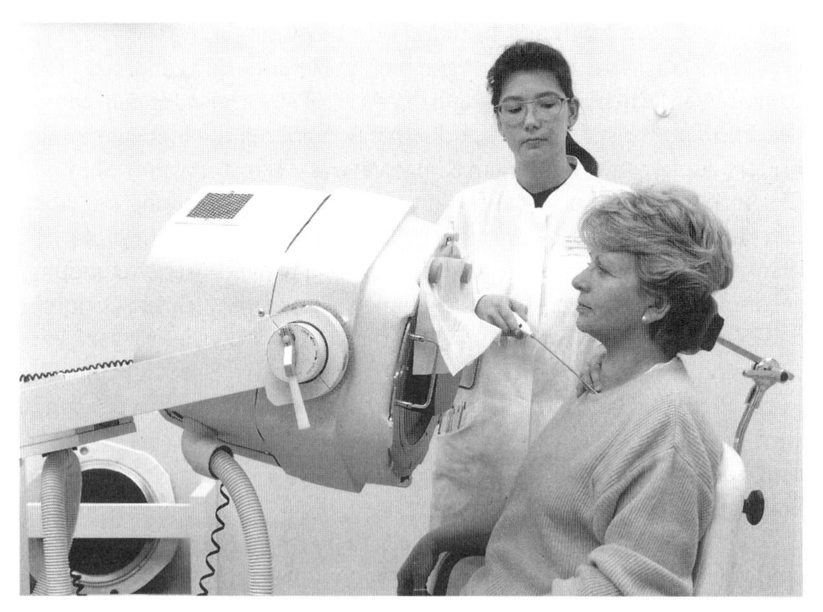

*Untersuchung der Schilddrüse durch Szintigraphie. Foto: GesConsult*

TcTU. Dazu müssen Sie zu einem genau vereinbarten Zeitpunkt eine bestimmte Menge von ebenfalls bestimmten Schilddrüsenhormonen einnehmen. Dann wird das Szintigramm wiederholt. Indem der Arzt die ersten Szintigrammergebnisse mit denen des zweiten Tests vergleicht, kann er feststellen, ob die Schilddrüse durch die künstliche Erhöhung des Schilddrüsenhormonspiegels im Blut noch über das TSH der Hirnanhangdrüse reguliert wird oder ob einzelne Areale der Schilddrüse autonom geworden sind.

## Röntgenuntersuchung

Durch Röntgenaufnahmen des Halses und der oberen Brustregion stellt der Arzt Verlagerungen und/oder Einengungen von Luft- oder Speiseröhre fest; mit der Röntgenaufnahme der Lunge, ob Strumaanteile in den Brustkorb gewachsen oder Metastasen vorhanden sind. Bei einem Verdacht auf ein Schilddrüsenkarzinom setzt man dazu auch den *Computertomographen* (CT, ohne jodhaltige Kontrastmittel) ein.

## Feinnadelpunktion und Zytologie

Ergeben Sonogramm oder Szintigraphie, Tastbefunde und Laborwerte bestimmte Verdachtsmomente, kann der Arzt zu einer *Feinnadelpunktion* raten. Dazu wird per Unterdruck durch eine Spritze mit einer sehr feinen Nadel beispielsweise aus einem Knoten etwas Zellmaterial entnommen. Das entnommene Zellgewebe kann nach einer Untersuchung im Labor und durch den Pathologen Aufschluß über nähere Einzelheiten der Erkrankung, beispielsweise bei Verdacht auf eine Schilddrüsenentzündung, geben. Dieses Verfahren klingt schlimmer, als es eigentlich ist. Dadurch, daß der Arzt den Patienten zum wiederholten Schlucken auffordert, entsteht eine Art Unterdruck, und der Patient spürt den Einstich kaum. Die ganze Prozedur ist nach wenigen Sekunden erledigt, der Einstichpunkt wird mit einem Tupfer noch einige Minuten gedrückt, um eine Nachblutung zu vermeiden. Die einzige »Nebenwirkung« kann in einem kleinen Bluterguß bestehen.

Etwas aufwendiger ist die *zytologische Untersuchung,* bei der die entnommenen Gewebeproben in einem Speziallabor untersucht werden. Deswegen dauert es auch länger, bis der Befund eintrifft.

Damit haben Sie einen Überblick über die gängigen Untersuchungsmethoden bei Verdacht auf Erkrankungen der Schilddrüse bekommen. Sollte Ihr Arzt noch zusätzliche Untersuchungen anordnen, so handelt es sich um Verfahren, womit mögliche Begleit- oder Folgeerkrankungen abgeklärt werden.

Falls Ihnen jedoch Untersuchungsmethoden oder Verfahrensweisen unklar sind, sollten Sie fragen, fragen, fragen! Es ist das Recht eines jeden Patienten, zu wissen, was mit seinem Körper passiert. Es geht schließlich um die eigene Gesundheit und damit um das eigene Wohlbefinden und das eigene Leben. Jedoch kann der Arzt keine Wunder vollbringen – vor allem nicht im Alleingang. Das stellt an den Patienten die Anforderung, sich genau an die Anweisungen seines Arztes zu halten und nicht eigenmächtig Medikamente abzusetzen oder die Dosis zu erhöhen.

Damit es aber erst gar nicht zur Behandlungsbedürftigkeit kommt, kann jeder zunächst eine Menge für sich selbst tun. Beispielsweise durch geeignete Ernährung und Verwendung von jodiertem Speisesalz dafür Sorge tragen, daß die Schilddrüse die Chance zum richtigen Funktionieren bekommt und daß ihm kein Kropf wächst. Denn der ist überflüssig wie ein Kropf!

# 6. Die Bedeutung von Jod

Immer wieder tauchte bisher in irgendeinem Zusammenhang mit der Schilddrüse, sei es als Hormonbaustein oder auch als Mittel zur Untersuchung, der Mineralstoff Jod auf. Ist Jod denn so wichtig? – Es ist nicht nur wichtig, es ist lebensnotwendig! Manche Stoffe kommen in der Nahrung in zu reichlichen, oft unerwünscht hohen Mengen vor. Denken wir nur an Cholesterin, (tierisches) Eiweiß oder Fett, das wir dank unserer »modernen« Ernährung viel zu üppig konsumieren. Beim Jod ist es genau umgekehrt. Was bewirkt Jod, oder besser: was passiert ohne Jod?

## a) Warum Deutschland ein Jodmangelgebiet ist

In vielen Gebieten der Erde – darunter auch in Deutschland – ist das Jod im Laufe der geologischen Entwicklung bei der Verwitterung von Urgestein in Wasser gelöst und über Gletscher, Bäche und Flüsse ins Meer gespült worden. Speziell in der letzten Eiszeit vor etwa 10 000 Jahren wurde im europäischen Raum das Jod weitgehend aus den Böden ausgeschwemmt. Weltmeere und Ozeane dagegen, die immerhin über siebzig Prozent der Erdoberfläche bedecken, sind die großen Jodspeicher unserer Erde.
Jod ist bei normaler Temperatur flüchtig und reichert sich in kondensierenden Nebeltröpfchen an. Daher bestimmt der Jodgehalt der Niederschläge und des Grundgesteins den Jodgehalt des Grundwassers, der Böden und der darauf wachsenden Pflanzen. Tiere benötigen ebenfalls Jod, und ihre Jodversorgung hängt davon ab, was sie fressen. Da in Deutschland der Jodgehalt des Bodens als Spätfolge der Auswaschung während der Eiszeit sehr gering ist, fehlt Jod letztendlich in der tierischen wie menschlichen Nahrung: der Jodgehalt aller heimischen tierischen und pflanzlichen Lebensmittel ist mehr als gering. Lediglich Seefische und andere Meerestiere weisen Jod in nennenswerten Mengen auf. So sind z.B. in 100 Gramm Schellfisch oder Rotbarsch rund 70 Mikrogramm Jod enthalten. Allerdings, und das sollte man nicht außer acht lassen, kann durch die Zubereitung ebenfalls noch Jod verlorengehen.
Unsere zur Nahrungsproduktion landwirtschaftlich genutzten Flächen enthalten also nicht genügend Jod für unseren Bedarf, während es in den Weltmeeren in relativ hohen Konzentrationen vorkommt. Doch das be-

trifft nicht nur uns Deutsche. Die Weltgesundheitsorganisation (WHO = World Health Organization) schätzt, daß über eine Milliarde Menschen auf der Erde von Jodmangel betroffen sind, weil ihre Nahrungsmittel zuwenig Jod enthalten. Bei rund 20 Millionen Menschen sind die Gesundheitsschäden infolge Jodmangels wahrscheinlich darauf zurückzuführen, daß sie bereits im Mutterleib unter Jodmangel leiden mußten, da die Mütter über die Nahrung zuwenig Jod aufnahmen. Was ist das für ein Stoff, der so wichtig für unsere Gesundheit und für unser Wohlbefinden ist?

## b) Was ist Jod?

Jod kennen die meisten in Form einer braunen Tinktur, die man zur Wunddesinfektion verwenden kann und die höllisch brennt.
Jod gehört zu den im Organismus zwar nur in geringer Konzentration vorkommenden, aber lebensnotwendigen Mineralstoffen. Es zählt, wie beispielsweise auch Eisen, Mangan, Kobalt, Selen, Kupfer und Zink, zu den essentiellen Spurenelementen. Die sind für die Aufrechterhaltung der menschlichen Gesundheit unentbehrlich. Essentiell bedeutet, daß dieser Stoff vom Organismus unbedingt benötigt wird, von ihm jedoch nicht selbst aufgebaut werden kann, wie das beispielsweise beim Cholesterin der Fall ist. Der betreffende Stoff muß deshalb regelmäßig mit der Nahrung zugeführt werden, um Funktionseinbußen und daraus resultierende Krankheiten zu vermeiden. Jodmangel gilt in Deutschland als der schwerwiegendste Nährstoffmangel.
Jod ist ja, wie wir bereits wissen, der wichtigste »Baustein« für die Schilddrüsenhormone. Die von der Schilddrüse produzierten Hormone stellen die Weichen für eine Vielzahl von Stoffwechselvorgängen und bestimmen deren Intensität. Das heißt, sie haben einen entscheidenden Einfluß auf die körperliche und geistige Entwicklung des Organismus, auf seine Leistungsfähigkeit und somit auf unsere Gesundheit. Um diese Steuerungsaufgaben erfüllen zu können, ist die Schilddrüse auf eine regelmäßige Jodzufuhr von etwa 200 Mikrogramm (millionstel Gramm) angewiesen. Nur so kann sie genügend Hormone bilden. Wird sie jedoch nicht ausreichend mit Jod versorgt, treten Störungen auf. Deswegen ist bei etwa einem Drittel unserer Bevölkerung die Schilddrüse als Folge des Joddefizits vergrößert und häufig in ihrer Funktion gestört. Bekommt sie nämlich für die Hormonproduktion zuwenig Jod, versucht sie, auch die geringste Menge Jod aus dem

Blutstrom aufzunehmen. Sie »vergrößert« – leider erfolglos – die »Fabrik«, sich selbst also: es entsteht ein Kropf. Der Kropf, auf den wir bereits ausführlich zu sprechen kamen, ist das äußere Zeichen einer Unterversorgung mit Jod.
Ursache der Unterversorgung ist der Mangel an Jod in unserer Nahrung. Das durch die Nahrung zugeführte Jod wird durch Resorption im Verdauungstrakt freigesetzt und gemeinsam mit vielen anderen Stoffen ins Blut geschleust. Von dort gelangt es in die Schilddrüse, wo es von den Thyreozyten aufgenommen wird. Alle anderen Bestandteile für ihre Hormonproduktion kann die »Fabrik« Schilddrüse auf biologischem Weg selbst herstellen – nur Jod nicht.
Im Grunde genommen ist der menschliche Körper bereits mit so winzigen Mengen Jod zufrieden, wie wir uns das kaum vorstellen können. Je nach Lebensalter und Leistungsanforderung reichen pro Tag 150 bis 300 Mikrogramm, das sind 150 bis 300 millionstel Gramm! Aber die sind lebensnotwendig. Leider ist die Versorgung durch die Nahrung allein nicht möglich. Durch sie erhält unser Körper täglich nur etwa 30 bis 70 Mikrogramm Jod. Es fehlen ihm also jeden Tag bis zu 270 Mikrogramm, schwangeren oder stillenden Frauen sogar noch mehr. Aufgrund des Jodmangels kann die Schilddrüse nicht genügend Hormone bilden. Fehlende oder unzureichende Mengen von Schilddrüsenhormonen führen aber oft zu

- Müdigkeit und nachlassender Leistungsfähigkeit,
- Nervosität und Konzentrationsschwäche,
- Lern- und Merkschwierigkeiten bei Schulkindern und schließlich zur
- Vergrößerung der Schilddrüse bis zum Kropf.

**Unser täglich Jod!**

Während eines (durchschnittlich langen) Lebens benötigen wir etwa 4 Gramm Jod. Das ist wirklich wenig, werden nun viele sagen, aber auf den Tag umgerechnet ergibt das 150 bis 300 Mikrogramm (µg = millionstel Gramm), die über die Nahrung aufgenommen werden sollten.
Genauer definiert dies die Deutsche Gesellschaft für Ernährung (DGE). Sie empfiehlt eine tägliche Jodaufnahme pro Tag in Mikrogramm bei

| | |
|---|---|
| Säuglingen | 50–80 µg |
| Kindern von 1 bis 9 Jahren | 100–140 µg |
| Schulkindern | 140–200 µg |

älteren Kindern und Jugendlichen 180–200 µg
bei Erwachsenen bis 35 Jahre 200 µg
bei Erwachsenen über 35 Jahre 180 µg
bei schwangeren und stillenden Frauen 230–260 µg
Die Weltgesundheitsbehörde (WHO) rät ebenfalls, täglich 150 bis 300 Mikrogramm Jod aufzunehmen.

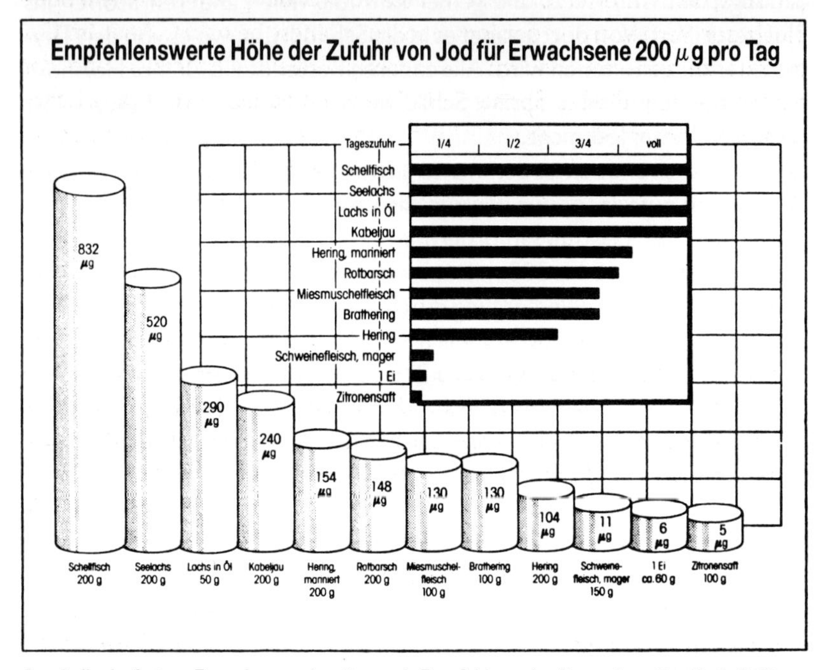


*Der Jodbedarf eines Erwachsenen beträgt nach Empfehlung der Deutschen Gesellschaft für Ernährung 200 µg pro Tag. Dieser Tagesbedarf kann über die Nahrung nur durch bestimmte Seefischarten wie Schellfisch und Seelachs gedeckt werden, während eine Portion Hering nur ein Drittel des Tagesbedarfs deckt. Andere Lebensmittel wie Fleisch oder Gemüse enthalten kaum nennenswerte Mengen des lebenswichtigen Spurenelementes. Abbildung: GesConsult*

## c) Wie kann man seinen Jodmangel ausgleichen?

Um den Jodmangel zumindest teilweise auszugleichen, wird von Ernährungswissenschaftlern und Ärzten seit Jahren die freiwillige Verwendung von jodiertem Speisesalz empfohlen. In Farbe und Geschmack unterscheidet sich jodiertes Salz nicht vom normalen Speisesalz. Es kostet auch nur

ein paar Pfennige mehr als normales Salz. Jodiertes Speisesalz sollte nicht verwechselt werden mit Meersalz. Sogenannte Meersalze enthalten nämlich zuwenig Jod und sind nicht zur Kropfprophylaxe geeignet.
Noch darf jodiertes Speisesalz neben dem normalen Speisesalz bei uns nur zur freiwilligen Verwendung angeboten werden. Wissenschaftler und Ärzte plädieren aber seit langem für eine durchgreifendere Jodmangelprophylaxe, denn international hat sich die Verwendung von jodiertem Speisesalz zur Verbesserung der Jodversorgung längst bewährt. Aber im Gegensatz zu anderen Ländern – wie beispielsweise Österreich und der Schweiz – ist jodiertes Speisesalz in Deutschland nicht »obligatorisch«. Experten fordern deshalb seit Jahren vom Gesetzgeber, jodiertes Speisesalz generell bei der Herstellung von Lebensmitteln zuzulassen und die derzeit noch bestehenden Einschränkungen, zum Beispiel bei Milcherzeugnissen, aufzuheben.
Fleisch- und Wurstwaren haben ebenso wie Brot und Backwaren wichtige ernährungsphysiologische Eigenschaften und spielen in der Ernährung des Menschen eine entscheidende Rolle. Aus ihnen stammt aber auch ein wesentlicher Anteil unserer Kochsalzaufnahme. Und da der größte Teil von Fleisch- und Wurstwaren mit Nitritpökelsalz hergestellt wird, ist es wichtig, daß eine Jodierung auch dieses Salzes möglich ist. Dies wurde 1991 vom Bundesrat per Bundesgesetzblatt (Teil 1, S. 2129 ff.) genehmigt.
Seit Juni 1989 bereits ist die Verwendung von jodiertem Speisesalz für die Herstellung von Speisen in Einrichtungen der Gemeinschaftsverpflegung und zur gewerblichen beziehungsweise industriellen Herstellung von Lebensmitteln wie beispielsweise Brot und andere Backwaren zugelassen. Dagegen ist es bis heute nicht erlaubt, bei der Herstellung von Käse jodiertes Speisesalz zu verwenden. Das klingt alles sehr kompliziert und nach Amtsdeutsch. Tatsache ist, daß Jodsalz verwendet werden *kann,* aber nicht *muß,* obwohl letzteres für uns alle viel gesünder wäre. Deshalb sollten sich die Verbraucher – wie sie das auf anderen Gebieten ebenfalls schon erfolgreich getan haben – selbst engagieren. Das heißt:

- Fragen Sie Ihren Bäcker, ob er jodiertes Speisesalz verwendet;
- verlangen Sie von Ihrem Metzger, daß er Wurstwaren mit Jodsalz oder jodiertem Nitritpökelsalz würzt;
- verlangen Sie im Restaurant nach jodiertem Speisesalz;
- fordern Sie, daß in der Kantine Ihrer Firma mit Jodsalz gekocht wird;
- kaufen Sie selbst nur Speisesalz mit dem Vermerk »jodiert« oder »jodhaltig«.

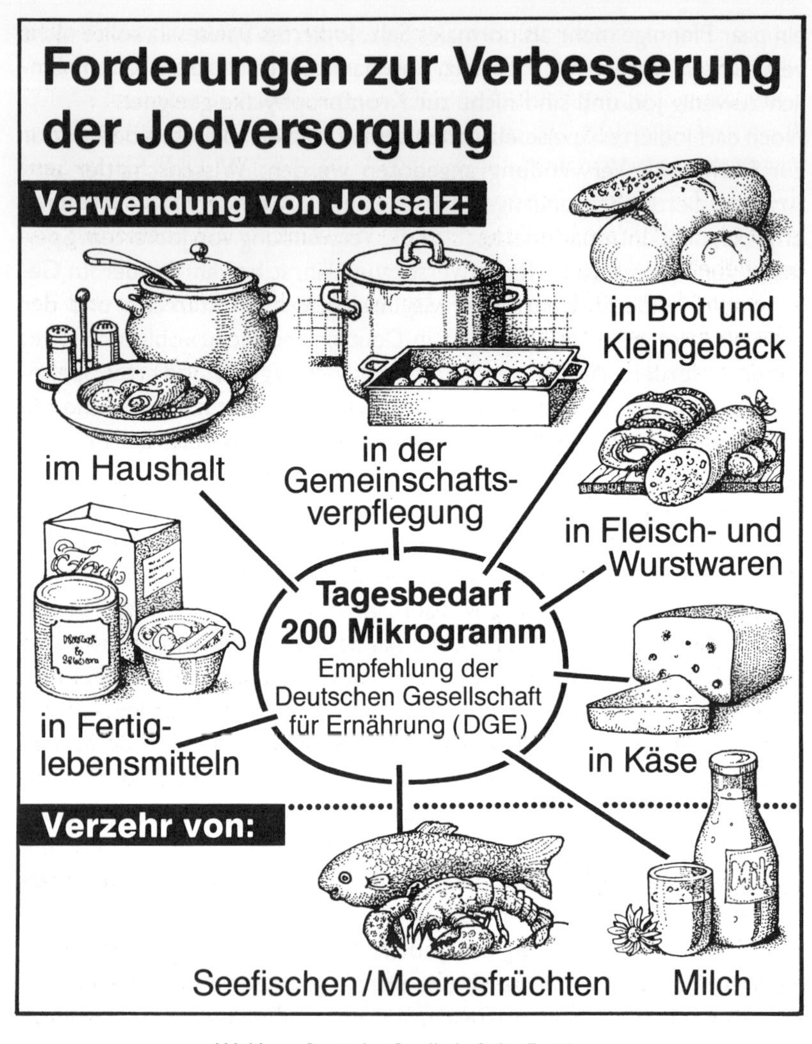
Forderungen zur Verbesserung der Jodversorgung
Verwendung von Jodsalz:
im Haushalt
in der Gemeinschafts-verpflegung
in Brot und Kleingebäck
in Fleisch- und Wurstwaren
Tagesbedarf
200 Mikrogramm
Empfehlung der Deutschen Gesellschaft für Ernährung (DGE)
in Fertig-lebensmitteln
in Käse
Verzehr von:
Seefischen / Meeresfrüchten
Milch

*Abbildung: Deutsche Gesellschaft für Ernährung*

Jodiertes Speisesalz beziehungsweise Jodsalz ist insofern ein ideales Mittel zur Jodversorgung, da Salz als Transportmittel für Jod von allen Menschen genossen wird und so dem Körper regelmäßig ein gewisses Maß von Jod zugeführt werden kann. Dazu kommt, daß es bei dieser Jodmaßnahme keine Risiken gibt.

Nur so wird es möglich sein, den Jodmangel einigermaßen auszugleichen und eine Kropfvorsorge zu treffen.
Nicht ohne Grund hat sich die WHO vorgenommen, bis zum Jahr 2000 den Jodmangel weltweit zu beseitigen. Bundespräsident Richard von Weizsäcker unterzeichnete beim Weltkindergipfel der UNICEF im September 1990 in New York gemeinsam mit 70 Staatsoberhäuptern eine Verpflichtung für die Erfüllung dieses WHO-Zieles zur Verbesserung der Gesundheitsvorsorge.
In der am 14. Mai 1990 auf der 43. Tagung der WHO verabschiedeten Resolution heißt es unter anderem:
*»Im Hinblick auf die schon erreichten Fortschritte und erfolgversprechenden laufenden und geplanten Präventions- und Kontrollprogramme zielt die WHO darauf ab, bis zum Jahr 2000 in allen Ländern die Jodmangelkrankheiten als ein Hauptproblem des öffentlichen Gesundheitswesens auszurotten.«*
Außerdem werden alle Mitgliedstaaten aufgefordert:
*». . . weiterhin der Prävention und Kontrolle von Jodmangelkrankheiten im Rahmen der allgemeinen Gesundheitsvorsorge durch entsprechende Ernährungsprogramme höchste Bedeutung einzuräumen.«*
Die Bundesrepublik gilt als Jodmangelgebiet des Schweregrades I–III. Der Jodgehalt der Böden sowie aller heimischen Lebensmittel pflanzlicher und tierischer Herkunft ist äußerst niedrig. Das bedeutet, daß alle in Deutschland lebenden Menschen viel zuwenig mit Jod versorgt werden. Besonders ausgeprägt ist die unzureichende Jodversorgung bei gestillten Säuglingen, Jugendlichen, Schwangeren, Stillenden und Personengruppen mit besonderem Ernährungsverhalten, zum Beispiel Vegetariern oder Patienten, die aufgrund einer Allergie Lebensmittel wie Milch, Milchprodukte oder Fisch meiden müssen.
Zwar hat sich in den vergangenen fünf Jahren die Jodversorgung der Deutschen sowohl in den alten wie in den neuen Bundesländern leicht verbessert, aber nur leicht. Der ernährungsbedingte Jodmangel ist nach wie vor besorgniserregend:

- Mehr als 10 Prozent der Bevölkerung weisen tastbare Schilddrüsenvergrößerungen auf.
- Sonographische Messungen des Schilddrüsenvolumens bei erwachsenen Deutschen zeigen ein mittleres Schilddrüsenvolumen von 21 ml. Schwedische Erwachsene, die ausreichend mit Jod versorgt sind, weisen ein Schilddrüsenvolumen von 10 ml auf.

- In der Bundesrepublik Deutschland ist die Kropfoperation der vierthäufigste chirurgische Eingriff. Die Deutschen stehen in bezug auf die Anzahl der Kropfoperationen pro 1000 Einwohner weltweit an der Spitze.

Vor allem aber:

- Eine Vergrößerung der Schilddrüse ist weitaus mehr als nur ein kosmetisches Problem. Die vergrößerte Schilddrüse kann Ursache von Atembeschwerden, Schluckstörungen und venöser Einflußstauung sein. Unter letzterer versteht man einen behinderten Blutstrom ins Herz mit Rückstauung in die Venen, besonders die des Halses, wobei die Halsvenen deutlich anschwellen. Bei langem Bestehen einer Schilddrüsenvergrößerung finden sich auch vermehrt Strukturanomalien sowie Funktionsstörungen der Schilddrüse. Welche Krankheitssymptome bei Schilddrüsenfunktionsstörungen infolge von Jodmangel auftreten, wurden in Kapitel 3 ausführlich besprochen.

Die Häufigkeit von Schilddrüsenerkrankungen macht deutlich, wie wichtig es ist, für eine ausreichende Jodzufuhr zu sorgen.
Die Deutsche Gesellschaft für Ernährung (DGE) errechnete in ihrem Ernährungsbericht 1992, daß die Verwendung von jodiertem Speisesalz im Haushalt bzw. in der Gastronomie oder in Gemeinschaftsverpflegungen die Jodzufuhr um etwa 20 Mikrogramm erhöhen würde. Der Verzehr von gewerbsmäßig mit jodiertem Speisesalz hergestellten Backwaren könnte die Jodzufuhr um weitere 50 Mikrogramm pro Tag steigern. Wurst und Käse könnten zu einer zusätzlichen Verbesserung der Jodversorgung in Höhe von etwa 30 Mikrogramm pro Tag beitragen.
Würde die Mehrzahl aller gewerbsmäßig hergestellten Lebensmittel mit jodiertem Speisesalz produziert, wäre unsere Jodversorgung ausgeglichen. Dann hätte die Bundesrepublik Deutschland eine Jodversorgung, wie sie heute in der Schweiz vorhanden ist.
Besteht dabei nicht die Gefahr einer Überdosierung durch jodiertes Speisesalz? – 10 Gramm jodiertes Speisesalz enthalten gerade die Jodmenge, nämlich 200 Mikrogramm, welche die DGE für Erwachsene pro Tag empfiehlt.
Die Weltgesundheitsorganisation hält beim Erwachsenen bei lebenslanger Aufnahme eine Jodzufuhr von bis zu 1000 Mikrogramm (= 1 Milligramm) pro Tag für akzeptabel.

Normalerweise wäre für einen Erwachsenen in der Bundesrepublik Deutschland eine Kochsalzaufnahme von 5 Gramm täglich ausreichend. Der Durchschnittswert der tatsächlichen Salzzufuhr liegt aber derzeit doppelt so hoch. Um ein Milligramm Jod mit jodiertem Speisesalz aufzunehmen, müßte jemand mehr als 50 Gramm Salz täglich essen. Das schafft nun wirklich niemand.
Die Angst, zuviel Jod aufzunehmen, ist also völlig unbegründet.

## Jodgehalt eines durchschnittlichen Tages-Speiseplans

| | | | |
|---|---|---|---|
| **Frühstück:** | 100 g Brot, 20 g Butter,<br>100 g Käse, 1 Ei, 10 g Kaffee | = | 20,0 µg Jod |
| **Zwischen-mahlzeit:** | 1 Apfel | = | 4,0 µg Jod |
| **Mittagessen mit Fisch:** | 200 g Goldbarsch,<br>200 g Kartoffeln,<br>200 g Salat, 100 g Quark | = | 161,1 µg Jod |
| **oder** | | | |
| **mit Fleisch:** | 200 g Fleisch, 200 g Kartoffeln,<br>200 g Salat, 100 g Quark | = | 27,1 µg Jod |
| **Zwischen-mahlzeit:** | 10 g Kaffee, 100 g Kuchen | = | 12,4 µg Jod |
| **Abendessen:** | 100 g Milch, 100 g Brot,<br>20 g Butter, 100 g Fleisch | = | 16,1 µg Jod |
| Gesamtsumme des mit der Nahrung aufgenommenen Jods am Tag: | mit Seefisch: | = | 221,6 µg Jod |
| | ohne Seefisch: | = | 79,6 µg Jod |

*Quelle: GesConsult*

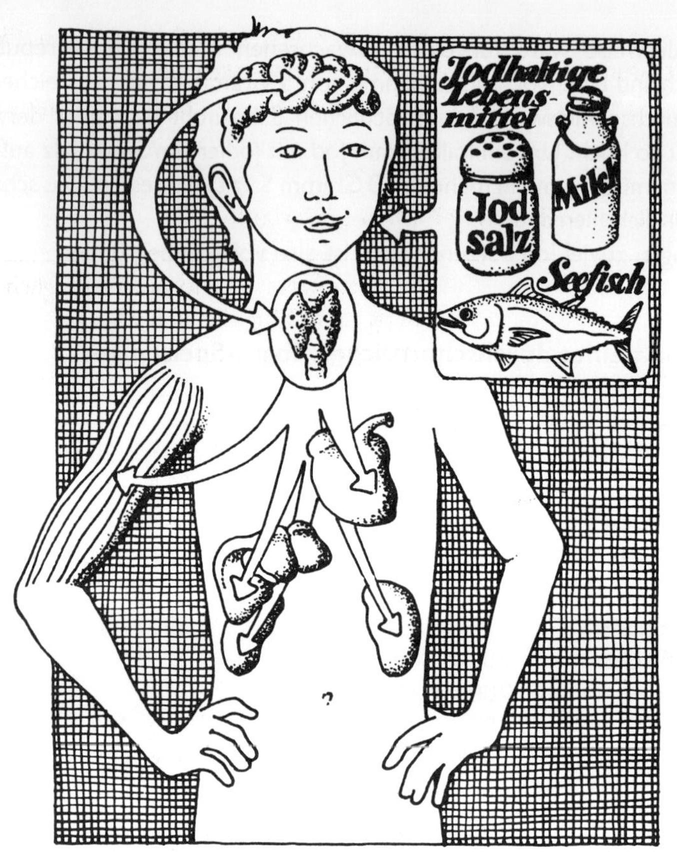


*Jodhaltige Lebensmittel. Zeichnung: Arbeitskreis Jodmangel*

Eine Ausnahme sind ältere Patienten mit Schilddrüsenüberfunktion – auf die wir ebenfalls bereits zu sprechen kamen. Akut gefährdet wären diese Menschen jedoch nur durch die plötzliche Zufuhr von großen, beispielsweise 100- bis über 1000fach höheren Joddosen im Rahmen unterschiedlicher ärztlicher Behandlungen. In diesem Falle wird jedoch mit Sicherheit der behandelnde Arzt seinen Patienten genauestens aufklären.
Zusammenfassend kann man also feststellen, daß eine effektive Jodmangelprophylaxe mit jodiertem Speisesalz langfristig einer riesigen Zahl von Schilddrüsenpatienten viele Probleme und eine wesentliche Beeinträchtigung der Lebensqualität ersparen könnte, ganz zu schweigen von den Kosten für Diagnostik und Therapie von Schilddrüsenerkrankungen.

2 bis 5 Gramm jodiertes Speisesalz täglich kosten den Bruchteil eines Pfennigs, ersparen aber den meisten von uns unendlich viel Leid.
Ideal ist, wenn jeder von uns zusätzlich soviel wie möglich jodhaltige Lebensmittel ißt.

## Jodgehalt verschiedener Nahrungsmittel

| | Jodmittelwert in µg pro 100 g eßbarem Anteil | erforderliche tägliche Verzehrmenge für 100 µg Jod |
|---|---|---|
| **Fische** | | |
| Schellfisch | 74,0 | 135 g |
| Hering | 66,5 | 150 g |
| Rotbarsch | 65,0 | 150 g |
| Krabben | 34,1 | 300 g |
| Scholle | 10,5 | 950 g |
| **Fleisch** | | |
| Schweinefleisch (mittelfett) | 3,0 | 3300 g |
| Rindfleisch (mittelfett) | 3,0 | 3300 g |
| Kalbfleisch (mittelfett | 2,8 | 3600 g |
| Hammelfleisch (mittelfett) | 2,7 | 3700 g |
| **Getreide** | | |
| Roggenbrot | 8,5 | 1200 g |
| Weißbrot | 5,8 | 1700 g |
| Haferflocken | 4,0 | 2500 g |
| Reis | 2,2 | 4500 g |
| **Eier** | | |
| Hühnerei (gesamt) | 9,7 | 1050 g |
| **Gemüse** | | |
| Spinat | 20,0 | 500 g |
| Radieschen | 8,0 | 1250 g |
| Kartoffeln | 3,8 | 2650 g |
| Gurke | 2,5 | 4000 g |

*Quelle: H. Scherz / G. Kloos: Die Zusammensetzung der Lebensmittel, Wissenschaftliche Verlagsgesellschaft mbH, Stuttgart 1981.*

In der Tabelle auf S. 93 sehen Sie den Jodgehalt verschiedener Nahrungsmittel: zum einen, wie groß der mittlere Anteil Jod in 100 Gramm des entsprechenden Nahrungsmittels ist, zum anderen, wieviel Sie davon täglich essen müssen, um Ihren Jodbedarf zu decken.

# 7. Schilddrüsenfunktion und Schwangerschaft

## a) Unerfüllter Kinderwunsch – manchmal liegt es an der Schilddrüse

Viele Paare wünschen sich Kinder und warten oft jahrelang vergeblich auf Nachwuchs. Sie belasten ihre partnerschaftliche Beziehung durch heimliche, nach einiger Zeit häufig auch durch offene Vorwürfe, wer »schuld« daran sei. In den meisten Fällen unterzieht sich zunächst die Frau zahlreichen gynäkologischen Untersuchungen und schickt schließlich den Partner ebenfalls zum Andrologen oder Urologen. Aber trotz vieler Behandlungsmaßnahmen bei beiden bleibt die ersehnte Schwangerschaft aus, oder es kommt zu einer Fehl- oder Frühgeburt, die alle Hoffnungen zerstört. In etwa 15 Prozent der Fälle weiß man nicht, was die Ursache für diese Unfruchtbarkeit *(Infertilität)* ist und ob sie am Mann oder an der Frau liegt.

In einer Langzeitstudie an 510 anscheinend unfruchtbaren Frauen konnte gezeigt werden, daß häufig eine gestörte Funktion der Schilddrüse die Ursache für die Empfängnisstörung ist. Die Frauen, die an der Universitätsklinik Heidelberg behandelt wurden, waren zwischen 17 und 45 Jahre alt, und ihr Kinderwunsch blieb 2 bis 22 Jahre lang unerfüllt. Rund ein Viertel der untersuchten Frauen litt an einer mehr oder weniger starken Unterfunktion der Schilddrüse.

Während der Behandlung mußten die Frauen alle anderen Hormonpräparate absetzen (außer Levothyroxin bei Struma). 16 Prozent dieser Frauen konnten schwanger werden, nachdem sie mit Schilddrüsenhormonen behandelt worden waren. Durch eine Kombination mit anderen Präparaten stieg die Schwangerschaftsrate sogar auf 30 Prozent an. Im Vergleich dazu liegt die Erfolgsrate anderer Behandlungsmethoden lediglich zwischen 10 und 23 Prozent.

Zwischen Schilddrüsenerkrankungen, Menstruationsstörungen und einem unerfüllten Kinderwunsch besteht oft ein enger Zusammenhang. Als übergeordnetes Organ beeinflußt die Schilddrüse die Funktion anderer Hormondrüsen, so auch die der Hoden und der Eierstöcke. Eine Unterfunktion der Schilddrüse (Hypothyreose) als Folge eines Jodmangels – seltener auch eine Überfunktion – kann daher Zyklusstörungen mit besonders langen und starken Regelblutungen oder aber ein Ausbleiben der Menstruation versursachen.

Beim Mann kann eine gestörte Schilddrüsenfunktion in Form einer Hypothyreose eine Herabsetzung der Libido (der sexuellen Lust) und der Produktion lebensfähiger Spermien zur Folge haben.
Doch nicht nur vor, sondern auch während und nach einer Schwangerschaft sollte auf eine ausreichende Jodversorgung geachtet werden. Bei einer hypothyreoten Stoffwechsellage steigt der Prolaktinspiegel. *Prolaktin* ist ein Hormon, das den Milchfluß steigert, die Eireifung unterdrückt und die Einnistung eines befruchteten Eies verhindert (z.B. kurz nach der Entbindung), aber auch die Erhaltung einer Schwangerschaft stört.
Das könnte die Erklärung dafür sein, daß es bei Schwangeren mit unbehandelter Schilddrüsenunterfunktion in über 30 Prozent aller Fälle zu Früh- und Fehlgeburten kommt. Durch die Behandlung mit Levothyroxin kann die Rate der Fehlgeburten *(Abortrate)* nachweisbar auf unter zehn Prozent gesenkt werden.
Bei Schwangeren, die an einem unbehandelten Morbus Basedow leiden, schwankt die Abortrate sogar zwischen 20 und 40 Prozent.
Eine gestörte Schilddrüsenfunktion ist auch die Ursache für vermehrte Komplikationen während der Schwangerschaft.
In der Heidelberger Studie konnte die Rate der Fehl- und Frühgeburten durch die Gabe von Schilddrüsenhormonen auf acht Prozent gesenkt werden.
Experten empfehlen daher allen Paaren mit unerfülltem Kinderwunsch, den Funktionszustand ihrer Schilddrüsen durch den TRH-Test, der auch eine leichte Unterfunktion der Schilddrüse anzeigt, testen zu lassen.

## b) Die richtige Jodversorgung für Mutter und Kind

Die richtige Ernährung des Babys beginnt nicht erst bei der Geburt, sondern schon im Mutterleib.
Das Ungeborene benötigt für das rapide Wachstum seines Körpers eine richtig zusammengesetzte Nahrung, die ihm vom mütterlichen Organismus »vorgesetzt« wird. Ein Mangel an lebenswichtigen Nährstoffen kann die Entwicklung hemmen oder sogar den gesunden Ablauf der Schwangerschaft gefährden.
Leider, und das stellte die Vorsorgeinitiative der Aktion Sorgenkind erst vor kurzem wieder fest, wissen viele werdende Mütter nicht, was wirklich auf ihrem täglichen Speiseplan stehen sollte.

Laut Vorsorgeexperten muß die richtige Ernährung in der Schwangerschaft drei Erfordernissen genügen:

- Sie muß den Organismus der Mutter während der Schwangerschaft leistungsfähig erhalten;
- sie muß für die Entwicklung des Babys alle notwendigen Nährstoffe bereitstellen;
- sie muß ausreichend Reserven bilden, damit die Mutter nach der Geburt ihr Baby stillen kann.

Naheliegenderweise können diese Erfordernisse mit ein bißchen mehr an Obst und Salat nicht erfüllt werden, obwohl viele Schwangere davon überzeugt sind. Schwangere und stillende Frauen müssen nicht nur sich, sondern dazu auch das Kind mit Jod versorgen. Sie sollten also ganz besonders auf eine ausreichende Jodversorgung achten.
Besonders häufig werden laut Vorsorgeexperten folgende Ernährungsfehler registriert:

- *Für zwei essen:* Diese Meinung hält sich besonders hartnäckig, obwohl sie falsch ist. Zu Beginn der Schwangerschaft braucht die werdende Mutter nur 300 Kalorien mehr als vorher, und auch in der zweiten Schwangerschaftshälfte benötigt sie nicht mehr als 500 Kalorien zusätzlich.
- *Zuwenig essen:* Besonders schlankheitsbewußte Frauen versuchen auch in der Schwangerschaft oft, der Gewichtszunahme durch Diätmaßnahmen entgegenzuwirken. Das ist jedoch riskant. Zwar stimmt es, daß das Baby sich von der Mutter holt, was es braucht; stehen jedoch nicht genügend Nährstoffe zur Verfügung, kann die Entwicklung verlangsamt werden. Die durchschnittliche Gewichtszunahme von zehn bis zwölf Kilogramm darf besonders von Frauen, die vor der Schwangerschaft sehr schlank gewesen sind, auch überschritten werden.
- *An Eiweiß sparen:* Diese Gefahr besteht vor allem bei Frauen, die Fleisch nicht mögen oder sich bewußt vegetarisch ernähren. Eiweiß ist nämlich der Hauptbaustoff für das Zellwachstum und wird speziell für den Aufbau des kindlichen Gehirns benötigt. Besonders eiweißreiche Nahrungsmittel sind die tierischen Produkte Fleisch, Fisch (Jod!), Geflügel und Käse (möglichst mit Jodsalz gewürzt) und die pflanzlichen Lebensmittel Erbsen, Bohnen, Linsen, Nüsse und Getreidekörner.

- *Falsch zubereiten:* Werden sie zu lange gelagert oder gekocht oder mit zuviel Fett zubereitet, können auch die besten Produkte viel von ihrem Wert verlieren. Empfehlenswert ist Dünsten in Alu- oder Bratfolie oder im Römertopf, fettarmes Braten in der Pfanne oder Grillen. Wichtig: Auf halbgares oder blutiges Fleisch verzichten! Sämtliche Speisen sollten ausschließlich mit jodiertem Speisesalz gewürzt werden!
- *Kalzium, Eisen und Folsäure vernachlässigen:* Schwangere brauchen doppelt soviel von dem Mineralstoff Eisen wie Nichtschwangere. Eisen ist an allen Wachstumsvorgängen in den Zellen beteiligt und beeinflußt die Sauerstofftransportfähigkeit des Blutes.
  Besonders eisenhaltig sind Schweine- und Kalbsleber, aber auch Salat, Vollkornbrot, Knäckebrot, Trockenfrüchte und Fleisch.
  Kalzium ist vor allem für den Aufbau von Knochen und Zähnen des Babys notwendig (wir kommen im Zusammenhang mit dem dritten Schilddrüsenhormon noch ausführlicher auf dessen Zusammenhang mit dem Kalziumspiegel zu sprechen). Gegen Ende der Schwangerschaft wird doppelt soviel Kalzium benötigt wie davor. Dieser Bedarf kann mit zusätzlich einem halben Liter Milch pro Tag oder einer entsprechenden Menge an Milchprodukten gedeckt werden. Auch der Bedarf an Folsäure ist jetzt doppelt so hoch wie vor der Schwangerschaft. Ein Mangel an Folsäure kann dem Ungeborenen schwere Schäden zufügen. Gute Folsäurequellen sind Grüngemüse wir Gurken, Brokkoli oder Stangenbohnen, Zitrusfrüchte und Vollkornprodukte. Dabei ist Frischgemüse auf jeden Fall Dosengemüse vorzuziehen, nicht zuletzt, weil frisches Gemüse mit jodiertem Speisesalz gesalzen werden kann, während für die Zubereitung von Konserven kein Jodsalz verwendet wird.
- *Zuwenig Ballaststoffe:* Die Neigung zu Verstopfung ist während der Schwangerschaft meist größer. Die wichtigste und natürlichste Vorbeugung ist eine ballaststoffreiche Ernährung mit reichlich Vollkornprodukten, Gemüse, Salaten und Obst. Die Nahrung kann durch zwei bis vier Eßlöffel Weizenkleie ergänzt werden, die man in Joghurt, Müsli oder Suppe einrührt. Sehr wichtig: Genügend Flüssigkeit zu sich nehmen (bis zu zwei Liter täglich). Schwangere sollten ohne Genehmigung ihres Arztes keinesfalls Abführmittel nehmen.
- *Zuviel Süßes:* Kohlenhydrate sind die Lieferanten für schnelle Energie. Es müssen jedoch die richtigen Kohlenhydrate sein. Gelüsten nach

Sahnetorte, Schokolade oder Pralinen sollte deswegen nicht allzuoft nachgegeben werden. Die besten Kohlenhydratquellen sind dunkle Brotsorten, Obst, Gemüse und Salat, Kartoffeln, Naturreis und Vollkornteigwaren.

Kommen wir auf die Versorgung mit Jod zurück. Eine ausreichende Jodversorgung ist besonders während der Schwangerschaft und Stillzeit wichtig. Ein Jodmangel bei der Mutter wird nämlich an den Fetus und an den Säugling weitergegeben. Schwangere und Stillende sollten deshalb durch ausreichenden Verzehr von Seefisch und Milch und durch eine konsequente Verwendung von jodiertem Speisesalz eine möglichst hohe Jodmenge zu sich nehmen. Der tägliche Jodbedarf beträgt während Schwangerschaft und Stillzeit zwischen 230 bis 260 Mikrogramm täglich. Das ist ziemlich viel.

Für Schwangere und Stillende ist es daher fast unmöglich, ihren Jodbedarf allein über die Ernährung abzudecken. Deswegen ist es vorteilhaft, nicht nur auf eine gute und ausgewogene Ernährung zu achten, sondern dem Jodmangel zusätzlich mit Jodidtabletten vorzubeugen.

Warum steigt der Jodbedarf so stark an?

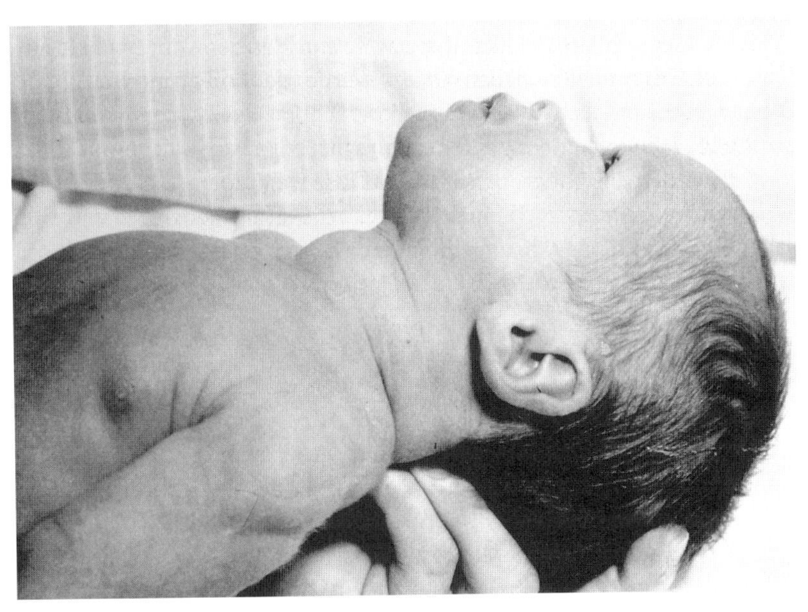

*Baby mit Kropf. Foto: Arbeitskreis Jodmangel*

Bereits ab der zwölften Schwangerschaftswoche benötigt die kindliche Schilddrüse das Spurenelement Jod, um Hormone zu produzieren. Wie wir bereits wissen, steuern diese Hormone viele Stoffwechselvorgänge im Organismus, gleichzeitig aber auch die Entwicklung des Knochen- und Nervensystems.
Obwohl jeder Arzt diese Tatsachen seiner schwangeren Patientin erklärt, wird immer noch jedes zwanzigste Baby in Deutschland infolge Jodmangels der Mutter mit einem Kropf geboren.
Von allen bekannten Stoffwechselkrankheiten bei Neugeborenen ist Unterfunktion der Schilddrüse am häufigsten: 50 bis 60 Prozent der Neugeborenen mit Kropf leiden unter einer Schilddrüsenunterfunktion, die sich in einem verlangsamten Wachstum des Skeletts, einer verminderten Ausbildung des Gehirns, in Trinkfaulheit und Verstopfung äußert. Ein extremer Jodmangel während der Schwangerschaft kann sogar zu irreparablen Schäden an Gehirn und Knochen des Neugeborenen führen.
Nach Schätzungen der WHO sind weltweit rund 20 Millionen Menschen aufgrund des Jodmangels der Mutter geistig behindert.
Viele schwangere und stillende Frauen haben Bedenken gegen eine Jodmangelprophylaxe mit Tabletten. Dazu sagt Professor P. Pfannenstiel, einer der führenden Schilddrüsenspezialisten Deutschlands:
»Viele Frauen lehnen Medikamente während der Schwangerschaft aus Angst vor Gesundheitsschäden für das werdende Kind grundsätzlich ab. Die Sorge ist sicherlich in vielen Fällen berechtigt, bei Jodidpräparaten jedoch unbegründet. Im Gegenteil: Die rechtzeitge Prophylaxe mit Jodid trägt dazu bei, eine überflüssige Mangelkrankheit zu vermeiden. Jodidtabletten gleichen lediglich einen Mangel der Natur wieder aus und sind daher frei von Nebenwirkungen. Sie erhalten als einzigen Wirkstoff das seltene, aber lebenswichtige Element Jod.«

## c) Schilddrüsenstörungen nach der Entbindung

Veränderungen in der Tätigkeit oder Funktion der Schilddrüse sind gut dokumentiert – vor allem bei Frauen in den mittleren Lebensjahren. So kann ein Rückgang der Ausschüttung von Thyroxin eine Schilddrüsenschwäche verursachen: die Betroffene leidet an Energie- und Appetitmangel. Umgekehrt kann eine übermäßige Thyroxinproduktion die Basedow-Krankheit auslösen: hier ruft die hyperaktive Schilddrüse Gewichtsverlust und Herz-

rhythmusstörungen hervor. Dies war übrigens die von den Ärzten des Weißen Hauses festgestellte eigentliche Ursache für die »Herzprobleme« des amerikanischen Präsidenten George Bush im Jahre 1991.
Mit der Schilddrüsentätigkeit bei jungen schwangeren Frauen beschäftigen sich die Wissenschaftler noch nicht sehr lange. Erst 1989 konnte beispielsweise herausgefunden werden, wann die Schilddrüse beim Fetus in Funktion tritt. Man fand eine funktionelle Hypophysen-Schilddrüsen-Achse in der zwölften Schwangerschaftswoche und ab dann parallel zum Wachstum steigende Thyroxinwerte. Veränderungen im Stoffwechsel der Schilddrüse treten bewiesenermaßen während der Schwangerschaft auf. Was aber passiert nach der Schwangerschaft? Erst 1991 stellte ein niederländischer Arzt die Behauptung auf – und erregte damit jede Menge Aufsehen –, daß die psychischen Umschwünge, allen voran die sogenannte Post-Partum-Depression (post-partum = nach der »Trennung«, womit die Entbindung gemeint ist), von der Frauen häufig nach der Schwangerschaft betroffen sind, auch in Zusammenhang mit der schwankenden Schilddrüsentätigkeit ständen.
In einer zweijährigen Untersuchung beobachtete Dr. Victo Pop dreihundert schwangere Frauen bei 2100 Hausbesuchen und fand heraus, daß bei 7,2 Prozent der untersuchten Frauen Schilddrüsenstörungen auftraten. »Das scheint nicht viel«, sagte er in einer ersten Stellungnahme, »aber in Holland gebären jährlich 185 000 Frauen. Es geht also allein in diesem Land um 15 000 Frauen.«
Schätzungen nach tritt bei 6 bis 14 Prozent aller neuen Mütter eine Post-Partum-Depression auf. »Die Spitze mit 14 Prozent wird ungefähr zehn Wochen nach der Geburt und nicht etwa direkt danach erreicht, wie man ursprünglich angenommen hat«, erklärte Dr. Pop. »Es ist daher unwahrscheinlich, daß die Veränderungen im (Sexual-)Hormonhaushalt kurz nach der Entbindung für diese Depression verantwortlich sind.«
Obwohl nach wie vor viele Fragen offen sind, meint Dr. Pop aufgrund der Ergebnisse seiner Untersuchung, daß Frauen mit Schilddrüsenfunktionsstörungen oft deprimierter waren als andere Frauen. Die richtige Funktion der Schilddrüse betrifft also nicht allein das Kind, sondern auch die Mutter.
Die nach der Entbindung auftretende Schilddrüsenfunktionsstörung ist seit langem bekannt. Von ihr sind 2 bis 16 Prozent der Mütter betroffen. Die hauptsächliche Ursache soll eine Post-partum-Thyreoiditis sein, eine vorübergehende Hyperthyreose, die meist zwei bis vier Monate nach der

Geburt auftritt. Während dieser Zeit schüttet die Schilddrüse übermäßig viel Schilddrüsenhormone in den Kreislauf aus.
Eine hypothyreotische Phase, also eine Phase mit zu geringer Ausschüttung von Schilddrüsenhormonen, tritt vier bis acht Monate nach der Entbindung ein. Zu ihren Symptomen zählen Energiemangel, trockenes Haar, trockene Haut und Depressionen.
In Dr. Pops Studie hatten neun der dreihundert Frauen eine Hyperthyreose, vier litten an einer Hypothyreose, und acht paßten offensichtlich in das dokumentierte Muster: sie litten zuerst an einer Überfunktion und anschließend an einer Unterfunktion der Schilddrüse.
Gegen die Post-Partum-Depressionen werden normalerweise Antidepressiva verordnet, Medikamente, die – wie alle wirksamen Arzneimittel – auch Nebenwirkungen aufweisen. Dr. Pop rät davon ab und empfiehlt: »Frauen sollten nach der Entbindung auf ihre Schilddrüsenfunktion hin untersucht werden, um erstens eine fehlerhafte Medikation zu vermeiden und zweitens der Patientin eine beruhigende Erklärung für ihre Stimmungswechsel geben zu können. Es ist überraschend, wie viele Patientinnen mit ihren Beschwerden leben können, wenn sie einmal wissen, wodurch sie verursacht werden.«

# 8. Hyperthyreose und Hypothyreose in der Schwangerschaft

Sowohl durch eine unbehandelte *Hyper*- als auch durch eine unbehandelte *Hypo*thyreose vergrößert sich das Risiko der werdenden Mutter, daß sie ihr Kind verliert.
Nun wird aber Schwangeren geraten, soweit wie nur möglich auf Tabletten (z.B. auch auf Kopfschmerztabletten) wie auf Genußmittel (Zigaretten, Alkohol) zu verzichten. Heißt das, daß eine schwangere Frau mit Schilddrüsenunterfunktion nun keine Schilddrüsenhormone oder Tabletten zur Jodmangelprophylaxe einnehmen sollte?
Ganz im Gegenteil! Über die Notwendigkeit, mit Jodtabletten zu substituieren, wurde bereits berichtet. Da nämlich der Jodbedarf während der Schwangerschaft von 180 bis 200 µg auf 260 µg (Mikrogramm) pro Tag ansteigt, sollte eine ausreichende Jodversorgung während der gesamten Schwangerschaft und auch danach während der Stillzeit gewährleistet sein. Und zwar sollte diese Jodversorgung möglichst gleichmäßig, ohne starke Erhöhung oder Verminderung durchgeführt werden, da die Schilddrüse des Ungeborenen besonders sensibel auf starke Schwankungen in der Jodversorgung reagiert. Bei Jodmangel während der Schwangerschaft kann es infolge einer Erhöhung der TSH-Sekretion vorkommen, daß die Schilddrüse zu wachsen anfängt. Als Folge davon kann es leicht zu einer Struma diffusa kommen. Sie erinnern sich: Dabei handelt es sich um einen Kropf, der frei ist von Knoten.
Auf diesem Szintigramm können Sie sehr gut die dichtere und weniger dichte Gewebeverteilung in der Schilddrüse erkennen und außerdem noch etwas, daß diese Aufnahme keinesfalls die Schilddrüse einer schwangeren Frau (sie zeigt übrigens die Schilddrüse eines Mannes) zeigt: eine Szintigraphie der Schilddrüse ist während der Schwangerschaft streng verboten. Völlig ungefährlich dagegen ist eine sonographische Untersuchung, die der Arzt sicherlich auch mehrmals am Bauch der Schwangeren vornimmt. Eine Sonographie der Schilddrüse während der Schwangerschaft ist insofern naheliegend, als sich in dieser Zeit fast jede Schilddrüse vergrößert. Es ist eine normale Reaktion des Organismus, um das heranwachsende Kind ausreichend mit Schilddrüsenhormonen zu versorgen. Zum Teil ist die Vergrößerung auch eine Folge des Jodmangels, da das Kind zusätz-

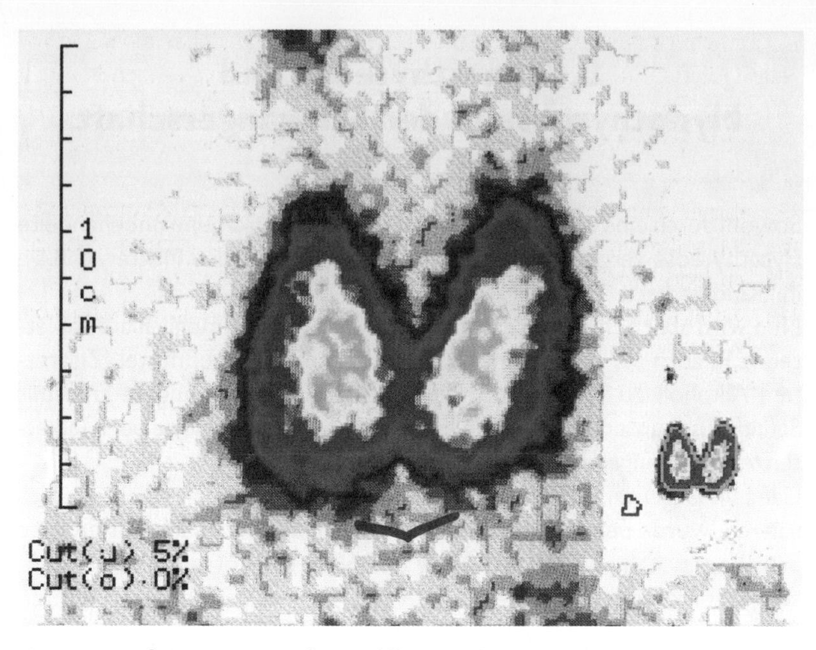


*Szintigramm einer Struma diffusa. Abbildung: Prof. Dr. Mödder*

lich Jod benötigt und die Mutter mehr Jod als üblich über den Harn ausscheidet. Wird dem Körper nicht genügend Jod zugeführt, so entwickelt sich häufig ein sogenannter *Schwangerschaftskropf* als Zeichen einer gestörten Schilddrüsenfunktion.
Das weitaus größere Risiko aber droht während der Schwangerschaft dem ungeborenen Kind. Um es noch einmal zu betonen – die Schilddrüse des heranwachsenden Kindes benötigt spätestens ab der zehnten bis zwölften Schwangerschaftswoche Jod. Von diesem Zeitpunkt an arbeitet nämlich die Schilddrüse des Kindes unabhängig von der mütterlichen Schilddrüse. Das bedeutet gleichzeitig, daß sie auf ein ausreichendes Jodangebot für eine ungestörte Produktion der Schilddrüsenhormone angewiesen ist. Denn die Schilddrüsenhormone der Mutter gelangen nur in sehr geringen Mengen über den Mutterkuchen *(Plazenta)* in den Kreislauf des Ungeborenen.
Auch Neugeborene brauchen für die Produktion ihrer Schilddrüsenhormone bereits 50 bis 80 µg Jod pro Tag. Die Milch von stillenden Müttern mit Jodmangel kann diesen Bedarf nicht decken.

In der Schwangerschaft und während der Stillzeit ist daher die Gabe von Jodidtabletten besonders wichtig, da das Jod für zwei reichen muß und die Verwendung von Jodsalz im Haushalt nicht ausreicht. Nur mit einer zusätzlichen zweimaligen Meeresfisch-Mahlzeit pro Woche wäre die Jodversorgung einigermaßen gesichert.
Um also eine angeborene Schilddrüsenunterfunktion des Kindes zu vermeiden, sollte die werdende (und die stillende) Mutter beispielsweise zusätzlich jede Woche eine Jod-Depot-Tablette einnehmen.
Und damit kommen wir noch einmal zurück auf das Thema Tablettenkonsum während der Schwangerschaft.
Es besteht ein Unterschied zwischen Tabletten und Tabletten. Jodidtabletten sind, ebenso wie das Schilddrüsenhormon Levothyroxin, keine Medikamente im Sinn eines Pharmakons, einer medikamentösen Fremdsubstanz also. Sie entsprechen dem vom Körper dringend benötigten essentiellen Element Jod beziehungsweise den körpereigenen Schilddrüsenhormonen. Mit diesen Tabletten »substituiert«, das heißt ersetzt man, ähnlich wie während und nach den Wechseljahren mit konjugierten Östrogenen, eine Substanz, die dem Körper fehlt, in diesem Falle Jod oder Schilddrüsenhormone. Levothyroxin ist heute so gut synthetisiert, daß das hochempfindliche Kontrollorgan Hirnanhangdrüse nicht unterscheiden kann, ob die Hormone aus der Apotheke oder der körpereigenen »Schilddrüsenhormonfabrik« stammen.
Ein »Schwangerschaftskropf« kommt also ziemlich häufig vor, und zwar entwickelt er sich gern im zweiten Schwangerschaftsdrittel oder nach der Geburt. Dennoch sollte diese Vergrößerung der Schilddrüse vom Arzt abgeklärt werden. Szintigramm ist verboten, doch mit Hilfe der Ultraschalldiagnostik kann sehr genau das Schilddrüsenvolumen bestimmt werden. Der mittlere Normwert liegt bei 15 ml, der obere Normwert bei 18 ml. Ein Kropf allein läßt noch nicht auf eine Dysfunktion der Schilddrüse schließen. Wird aber durch Sonographie und ergänzend durch die Labordiagnostik (basaler TSH-Spiegel, $FT_3$-Messung) festgestellt, daß eine *Hyperthyreose* vorliegt, so sollte die schwangere Frau Thyreostatika in möglichst niedrigen Dosen bekommen, und zwar in so niedrigen Dosen, daß eine leichte Überfunktion in Kauf genommen wird. Auf eine Kombination mit Levothyroxin wird dabei verzichtet, weil die Thyreostatika im Gegensatz zu den Schilddrüsenhormonen die Plazentaschranke (den Mutterkuchen, in dem das Kind heranwächst) passieren. Nach der Geburt ist das Neugeborene sorgfältig auf eine Schilddrüsendysfunktion zu untersuchen.

Frauen mit einer Schilddrüsenunterfunktion sind häufig unfruchtbar. Wird aber die Hypothyreose erkannt und behandelt, können solche Frauen durchaus schwanger werden.
Wichtig dabei ist nur, während der gesamten Schwangerschaft und Stillzeit die Behandlung mit Schilddrüsenhormontabletten besonders sorgfältig durchzuführen. Das heißt, daß manchmal sogar eine Dosiserhöhung notwendig wird, da ein Schilddrüsenhormonmangel der Mutter gerade im ersten Schwangerschaftsdrittel das sich entwickelnde Kind gefährdet und zu einer Fehlgeburt führen kann.
Die Schilddrüsenhormone haben keinen negativen Einfluß auf den Fetus, sondern sorgen für die Erhaltung der Gesundheit von Mutter und Kind. Frauen, die bereits vor der Schwangerschaft Schilddrüsenhormone eingenommen haben, müssen das Thyroxin auch während der Schwangerschaft regelmäßig weiternehmen und ergänzen es (nach Abklärung durch den Arzt!) am besten mit einer zusätzlichen Gabe von Jodthyrox, um den Jodbedarf des Ungeborenen zu gewährleisten.
Zusammenfassend kann man sagen:
Während die Therapie einer (blanden) Struma und der *Hypothyreose* mit Schilddrüsenhormonen auch in der Schwangerschaft unproblematisch und völlig risikolos ist, gilt dies nicht für die Therapie einer *Hyperthyreose* während der Schwangerschaft.
Folgendes muß nach Ansicht der Deutschen Gesellschaft für Endokrinologie hinsichtlich Schwangerschaft und Jodversorgung beachtet werden:

1. Bei Frauen mit *Jodmangelstruma* sollte vor Beginn einer Therapie mit täglich 400–500 µg Jodid zumindest anamnestisch eine Schwangerschaft ausgeschlossen werden. Sofern eine Schwangerschaft erst unter laufender Jodtherapie eintritt, ist eine Reduzierung der Jodiddosis nicht erforderlich.
2. Setzt die Behandlung einer Jodmangelstruma erst nach Eintritt der Schwangerschaft ein, ist eine Therapie mit Jodiddosen von 400–500µg *täglich* abzulehnen. An ihrer Stelle empfiehlt sich eine Kombinationstherapie mit 200 µg Jodid und 100–150 µg L-Thyroxin täglich. Die genannte Dosierung sollte in der Regel bis zum Ende der Stillzeit unverändert beibehalten werden.
3. Die Verabreichung jodhaltiger Röntgenkontrastmittel, Medikamente und Antiseptika sollte während der Schwangerschaft vermieden werden.

Wer gesunde Kinder haben will, muß auf einen gesunden Lebensstil achten (was übrigens auch für den werdenden Vater gilt!). Das Kind im Mutterleib braucht für seine gesunde Entwicklung vieles – unter anderem auch Jod. Denn spätestens ab der zwölften Schwangerschaftswoche muß die winzige Schilddrüse des Ungeborenen selbst die notwendigen Hormone $T_3$ und $T_4$ herstellen. Wie soll sie das machen, wenn der Grundbaustein Jod fehlt?

Beachten Sie also folgendes:

- Ihre Ernährung sollte vitaminreich, ballaststoffreich und fettarm sein;
- salzen Sie ausschließlich mit jodiertem Speisesalz;
- Alkohol und Nikotin sind streng verboten;
- nehmen Sie nur Medikamente, die der Arzt Ihnen erlaubt und verordnet hat;
- kaufen Sie sich keine rezeptfreien Medikamente ohne Rücksprache mit Ihrem Arzt;
- nehmen Sie einmal pro Woche eine Jod-Depot-Tablette;
- wenn Sie eine Schilddrüsenunterfunktion haben, müssen Sie täglich (!) Ihre Schilddrüsenhormone einnehmen;
- essen Sie mindestens zweimal pro Woche möglichst frisch zubereiteten Fisch aus dem Meer;
- verzichten Sie auf fettes Essen und Fast-food-Gerichte während der Schwangerschaft, selbst wenn Sie manchmal zu »ausgefallenen« Eßgelüsten neigen.

# 9. Störungen der Schilddrüsenfunktion bei älteren Menschen

Mindestens jeder dritte Deutsche hat eine zu große Schilddrüse. Besonders gefährdet sind Mädchen und Frauen in Phasen hormoneller Umstellung: also in der Pubertät, während der Schwangerschaft und im Klimakterium.
Bei einer Untersuchung von über 500 Patienten im Alter zwischen 16 und 94 Jahren, die an der Medizinischen Klinik am Brosper-Hospital in Recklinghausen durchgeführt wurde, hatten fast 38 Prozent der Patienten eine Struma. Davon wiederum waren zu 45 Prozent Frauen betroffen, Männer zu 30 Prozent. Auch herdförmige Veränderungen fanden sich viel häufiger bei Frauen, und zwar parallel mit zunehmender Größe der Schilddrüse und zunehmendem Alter der Patientinnen.
Nicht selten, aber trotzdem häufig nicht erkannt, sind Funktionsstörungen der Schilddrüse bei Frauen im Klimakterium. Das resultiert daher, daß die Symptome der typischen Wechseljahrbeschwerden sich kaum von denen einer gestörten Schilddrüsenfunktion unterscheiden: Nervosität, Hitzewallungen oder Schweißausbrüche sowie Schlafstörungen ähneln den Symptomen einer Hyperthyreose; hinter Antriebsarmut, Muskelschwäche und depressiver Verstimmung kann sich eine Schilddrüsenunterfunktion verbergen.
Letzteres wird dann häufig fälschlicherweise mit Antidepressiva und anderen »stimmungsaufhellenden« Medikamenten behandelt. Rheumatische Beschwerden können ebenfalls gelegentlich ein Symptom der Schilddrüsenunterfunktion sein. Sie werden dann oft mit Medikamenten therapiert, die ihrerseits einen Nebeneffekt auf die Schilddrüsenhormonsynthese haben und damit die Unterfunktion noch verstärken.
Nun, älter werden wir alle, und man muß wissen, daß sich mit zunehmendem Alter einige grundlegende Dinge ändern:
Unsere Zellen, die in intaktem Zustand in der Lage sind, pro Minute etwa dreihundert durch irgendwelche Einflüsse entstandene Brüche zu reparieren, kommen mit ihren Reparaturarbeiten nicht mehr nach. Enzyme sind von der lebenden Zelle gebildete Wirkstoffe (Eiweißkörper), die chemische Prozesse des Stoffwechsels auslösen oder beschleunigen. Man nimmt an, daß die Produktion von sogenannten DNA-Reparaturenzymen eben-

falls nachläßt*. Man weiß, daß der Grundumsatz absinkt und die Arterienwände unelastischer und weniger durchgängig werden (Arterienverkalkung). Auch der Knochenstoffwechsel verlangsamt sich, die Knochensubstanz wird geringer, und nicht zuletzt stellen die Geschlechtsdrüsen der Frau, in geringem Umfang auch die des Mannes, ihre Hormonproduktion allmählich ein.
In der Schilddrüse kommt es zu einer Abnahme der Höhe der Follikelepithelien und zu einem Nachlassen der Durchblutung, dafür vermehren sich Bindegewebe und gutartige Knoten. Bei Frauen sinken nach den Wechseljahren *(Postmenopause)* mit zunehmendem Alter die Serumkonzentrationen des $T_3$ ab, während das $T_4$ unverändert bleibt. Die TSH-Sekretion dagegen bleibt vom Altern unbeeinflußt. Insgesamt wird aber weniger Jod in die Schilddrüse aufgenommen. Sowohl die Altershyperthyreose als auch die Altershypothyreose wurden bereits im Zusammenhang mit den entsprechenden Kapiteln erwähnt. Da inzwischen die Menschen immer älter werden – das Durchschnittsalter der Frauen liegt bei uns bei 80,3 Jahren, das der Männer bei etwas über 76 Jahren –, werden wir entsprechend häufiger mit altersbedingten Problemen konfrontiert werden.
Deswegen an dieser Stelle noch einmal eine kurze Zusammenfassung über die Über- beziehungsweise Unterfunktion der Schilddrüse im Zusammenhang mit dem Älterwerden:

## a) Die Altershyperthyreose

Einzige Symptome dieser Überfunktion der Schilddrüse sind oft nur Gewichtsverlust, Kräfteverfall, eine sogenannte Altersdepression und Herzschwäche *(»Kardiale Insuffizienz«)*.
Rund 45 Prozent der Patienten leiden in erster Linie unter Herzbeschwerden, bei etwa 30 Prozent fehlen die anderen typischen Zeichen der Hyperthyreose. Beispielsweise schwitzt die Altershaut kaum, der ältere Mensch neigt eher zu Verstopfung als zu Durchfall, und das Zittern der Hände wird – wie gesagt – dem Altern zugeschrieben, genauso wie der Abbau der Muskeln und die Muskelschwäche.
Deswegen gibt es für die Altershyperthyreose auch zusätzliche Namen

* vgl. H. Vollmer, »Die Jahre zählen nicht«, Ehrenwirth 1993

wie »apathische«, »oligosymptomatische« oder »maskierte« Hyperthyreose«.
Untypisch ist auch das Aussehen. Patienten mit Altershyperthyreose, wovon Frauen fünf- bis sechsmal häufiger betroffen sind als Männer, wirken ausgelaugt, erschöpft, ja oft geradezu hinfällig.
Klagen ältere Menschen mit einer Struma über Gewichtsverlust, allgemeine Hinfälligkeit, gesteigertes Herzklopfen, wenig Appetit, Antriebsarmut, Depressionen oder Wärmeempfindlichkeit, so liegt der Verdacht einer Schilddrüsenüberfunktion nahe, obwohl bedauerlicherweise häufig zunächst nach bösartigen Tumoren gefahndet wird. Das allerdings kann fatale Folgen haben. Wird nämlich dieser Patient nun womöglich mit jodhaltigen Kontrastmitteln »durchleuchtet«, bevor die (Über-)Funktion der Schilddrüse abgeklärt ist, so kann durch die Jodgabe die Hyperthyreose zusätzlich angeheizt werden.

## b) Die Altershypothyreose

Auch die Schilddrüsen*unter*funktion beim älteren Menschen sieht im wahrsten Sinne des Wortes anders aus als üblicherweise und nicht zuletzt deswegen, weil viele Symptome eben auch wieder dem Alter zugeschrieben werden können. Dazu muß man festhalten, daß Alter nicht gleich Kranksein bedeutet. Viel liegt daran, wie der einzelne Mensch mit sich selbst umgeht. Hier gibt es gerade bei der Altershypothyreose ein Problem: den geistigen Leistungsabfall.
Konzentrations- und Gedächtnisstörungen werden häufig dem Altwerden zugeschrieben, wobei gerade die Angehörigen und der engere Bekanntenkreis eines solchen Menschen vergessen, daß Älterwerden nicht unbedingt mit einem Nachlassen des Gedächtnisses einhergeht.
Lange Zeit vertrat man die Ansicht, daß eine hohe geistige Leistungsfähigkeit im Alter aus hirnphysiologischen Gründen nicht möglich sei. Denn die Nervenzellen, deren Funktionstüchtigkeit die Grundlage der geistigen Leistungsfähigkeit bildet, zerfallen im Laufe der Jahre. Sie sind nicht mehr ersetzbar. So haben Forscher errechnet, daß ab dem 25. Lebensjahr täglich 100 000 bis 300 000, im Durchschnitt 170 000 Zellen absterben.
Sie betonen aber auch, daß von unseren ursprünglich 18 Milliarden Nervenzellen beim Siebzig- bis Achtzigjährigen immer noch eine genügend große Zahl für eine hohe geistige Leistungsfähigkeit vorhanden ist. Dazu

kommt, daß umfangreiche Hirnteile im Laufe des Lebens ohnehin nicht ausgelastet werden. Mit dem Hirn des älteren Menschen verhält es sich, so die neuesten Forschungsergebnisse, wie mit der Muskulatur. Man kann sie fit halten bis ins hohe Alter oder sie vernachlässigen. Und der Mensch kann sich auf sein Gehirn verlassen. So stellte sich beispielsweise bei umfangreichen Untersuchungen heraus, daß der ältere Mensch durch ein systematisches »Gehirnjogging« nicht nur eine geistige Fitneß wie in jungen Jahren erhält, sondern bereits nach zwei Wochen Gehirnjogging einen höheren Leistungsstandard erzielt als in seiner Jugend. In Hinsicht auf eine Schilddrüsenunterfunktion besteht hier nun ein Teufelskreis, den eigentlich nur Familienangehörige oder enge Freunde durchbrechen können: Wenn ein älterer Mensch immer extremeres Desinteresse zeigt, wenn bei ihm plötzlich Gedächtnisstörungen auftreten und ein geistiger Leistungsabfall wirklich augenscheinlich wird, ist er oft nicht mehr fähig, selbst einen Arzt aufzusuchen und ihm seine Probleme zu schildern. Hier müssen ihm Menschen aus seiner engen Umgebung zu Hilfe kommen und eventuell auch den Arzt auf eine mögliche Schilddrüsenunterfunktion hinweisen. Denn die für eine Hypothyreose so typischen Symptome fehlen teilweise: Diese Kranken nehmen nicht mehr so deutlich zu wie junge Hypothyreose-Patienten, auch das Myxödem ist nicht so ausgeprägt. Symptome wie eine extreme Kälteempfindlichkeit, ein rapider körperlicher Leistungsabfall, gelegentlich rheumatische Beschwerden oder eine zunehmende Schwerhörigkeit lassen eher noch auf eine Hypothyreose schließen.
Erst mit dem vollen Krankheitsbild kann man beim älteren Menschen eine Schilddrüsenunterfunktion erkennen: Die Augen sind klein, die Lidränder verdickt, das Gewebe um die Augen gedunsen und geschwollen. Die Gesichtszüge verändern sich etwas. Die Knöchel sind ebenfalls geschwollen. Die Haut ist trocken, kühl und teigig, die Handinnenflächen sehr rillig. Das Kopf- und Körperhaar fällt aus, Achsel- und Schamhaare werden dünn. Die Herztätigkeit verlangsamt sich, das Herz ist vergrößert. Der gesamte Stoffwechsel reduziert sich ebenfalls und beeinflußt neben dem Herz die Nieren, die Leber, den Verdauungstrakt sowie das Nervensystem. Oft sind diese Menschen beim Gehen unsicher und beklagen sich über Muskelschmerzen. Sie wollen beispielsweise das Haus nicht mehr verlassen, weil ihnen das zu anstrengend ist und weil sie der Ansicht sind, draußen zu frieren. Ihnen kann, vorausgesetzt, sie schaffen den Gang zum Arzt, durch Schilddrüsenhormone wieder Lebensfreude und Wohlbefinden zurückgegeben werden.

# 10. Therapiemöglichkeiten bei Schilddrüsenerkrankungen

Zwar wurden bisher immer wieder die Therapiemöglichkeiten im Zusammenhang mit den verschiedenen Erkrankungen der Schilddrüse beschrieben, aber sie sind für Außenstehende dennoch verwirrend. Deswegen soll hier ein Gesamtüberblick der Therapiemöglichkeiten und Therapieformen von gängigen Schilddrüsenerkrankungen gegeben werden.
Schilddrüsenkrankheiten können heute dank der modernen Medizintechnologie und der verfeinerten Labordiagnostik durch spezifische Untersuchungsverfahren sehr genau diagnostiziert werden. Das bedeutet, daß entsprechend der jeweiligen Störung die Behandlung ganz gezielt angegangen werden kann. Dafür stehen zu Verfügung:

- Medikamente,
- radioaktives Jod sowie
- operative Verfahren.

Manche Therapiemaßnahmen werden zur selben Zeit erforderlich oder miteinander kombiniert. Das muß der behandelnde Arzt entscheiden. Aber: Jedem Schilddrüsenpatienten kann ein speziell dafür ausgebilderter Arzt (z.B. Endokrinologe, Nuklearmediziner, Radiologe, Internist) sozusagen eine Therapie »auf den Leib schneidern«.

## a) Medikamentöse Therapie

Vereinfacht ausgedrückt lassen sich die Medikamente, welche die Schilddrüsenfunktion beeinflussen, in zwei Kategorien unterteilen: Mit den einen regt man die Schilddrüsenfunktion (z.B. mit Schilddrüsenhormonen) an, mit den anderen »bremst« man sie (Thyreostatika bei Schilddrüsenüberfunktion).
Der Grundbaustoff für die Herstellung von Schilddrüsenhormonen ist das essentielle Element Jod, das dem Körper von außen zugeführt werden muß. Auf Jod als Prophylaxe und Zusatz des Speisesalzes wollen wir aber in diesem Zusammenhang nicht mehr ausführlich eingehen. Dafür aber auf die Wirksamkeit und den Einsatzbereich von Jodidtabletten.

Jede Vergrößerung der Schilddrüse sollte so früh wie möglich behandelt werden, und zwar aus folgenden Gründen:

- um ein weiteres Strumawachstum zu stoppen;
- um die Entwicklung von (eventuell bösartigen) Knoten zu verhindern;
- um unangenehmen und möglicherweise schmerzhaften Beschwerden im Halsbereich vorzubeugen;
- um eine beginnende Funktionsstörung aufzuhalten;
- um daraus möglicherweise resultierenden weiteren Krankheiten vorzubeugen;
- um das »normale« Aussehen wiederherzustellen.

Eine Verkleinerung des Kropfes beziehungsweise ein Stillstand des Kropfwachstums kann erreicht werden durch

- eine erhöhte Zufuhr von Jod (Jodidtabletten), vorausgesetzt, die Struma befindet sich noch im Anfangsstadium oder ist noch nicht sehr ausgeprägt;
- eine Behandlung mit Jodid und/oder Schilddrüsenhormonen als Entlastung der erkrankten Schilddrüse;
- eine Operation oder Behandlung mit radioaktivem Jod bei großen knotigen Veränderungen oder bei Kröpfen, die die Funktionen der Halsorgane beeinträchtigen.

### Therapie mit Jodid

Krankheiten infolge Jodmangels in der Nahrung und, daraus resultierend, der endemische Kropf sind die häufigsten Erkrankungen der Schilddrüse. Bei etwa jedem fünften Deutschen entwickelt sich zwischen dem 15. und dem 50. Lebensjahr eine durch Jodmangel verursachte Struma. Genau deswegen spielt das Element Jod als Therapeutikum eine besondere Rolle. Vor etwa 175 Jahren entdeckte Bernhard Courtois das Jod in Meerschwämmen, die bereits seit der Antike zur Behandlung von Kröpfen verwendet wurden. J.R. Coindet, ein Arzt aus Genf, schloß daraus, daß im Jodmangel die Ursache für eine Vergrößerung der Schilddrüse liegt. Schon 1821 berichtet er in den »Annales de Chimie et de Physique« über seine Erfolge bei der Behandlung von Kröpfen mit Jodtinktur.

Seit 1915 das jodhaltige Schilddrüsenhormon $T_4$ (Thyroxin) von E.C. Kendall isoliert wurde, ist die Gabe von Jodid zum Ausgleich eines Jodmangels und zur Verhütung von Jodmangelkröpfen eine logische Konsequenz. Gerade bei Kindern und Jugendlichen kann als Alternative zur Therapie mit Schilddrüsenhormonen bei der Jodmangelstruma eine Behandlung bezie-

hungsweise Prophylaxe mit Jodid versucht werden. Mit Dosen von 300 bis 500 µg pro Tag läßt sich – ähnlich wie mit Schilddrüsenhormonen – eine Verkleinerung des Kropfes um etwa 30 bis 40 Prozent erreichen. Ist das ausgelaugte und vernachlässigte Jodreservoir des Körpers wiederaufgefüllt, genügt fortan eine tägliche Dosis von 150 µg Jodid.
Jodidtabletten sind kein Medikament im strengen Sinne. Sie können auch ohne Rezept in der Apotheke gekauft werden, weil sie eigentlich nur einen Mangel des Hormonbausteins Jod ausgleichen.
Dazu gibt es auf dem Markt verschiedene Präparate in Form von Tabletten, Lösung und Dragees. Wichtig für den Verbraucher ist sicherlich das Wie der Einnahme, die sogenannte Applikationsform:
Es gibt Präparate, die täglich eingenommen werden müssen, und andere in Form eines Depotpräparates, bei denen eine einmal wöchentliche Einnahme genügt. Dabei ist die Art der Einnahme nicht ausschlaggebend, weil die Wirksamkeit bei einer Tagesdosis von 100 bis 200 µg ähnlich ist wie bei einer Wochendosis von 1,5 mg.
Auch wenn Jodidtabletten sogenannte OTC (= over the counter, also über den Ladentisch, d.h. rezeptfreie) -Präparate sind: eine Untersuchung der Schilddrüsenfunktion, gerade bei einem beginnenden Kropfwachstum, sollte jeder vor Einnahmebeginn durchführen lassen. Erinnern Sie sich? Eine Struma kann auch bei Überfunktion wachsen – und dafür wären Jodtabletten nicht das geeignete Präparat. Sie würden sozusagen noch zusätzlich »Gas geben« und eine beginnende Überfunktion zu einer massiven (manifesten) Hyperthyreose werden lassen.

### *Nebenwirkungen von Jodidtabletten*

Jodidtabletten, die zur Vorbeugung von Jodmangelkrankheiten oder einer Jodmangelstruma eingenommen werden, sind völlig ungefährlich. Ihr Jodgehalt ist so niedrig, daß sogar eine Person mit *Jodüberempfindlichkeit* keine Nebenwirkungen zu befürchten braucht. Auch die sogenannte *Jodakne,* die immer wieder als Argument gegen eine prophylaktische Versorgung mit jodiertem Speisesalz sowie gegen eine Jodprophylaxe bei Schulkindern ins Feld geführt wird, tritt bei diesen kleinen Mengen so gut wie nie auf. Sie decken nämlich nur den eigentlichen Bedarf des Körpers an Jod ab. *Jodallergien,* über die ebenfalls immer wieder Gerüchte verbreitet werden, kommen ebenfalls äußerst selten und dann nur nach extrem hohen Gaben vor. Jodidtabletten dagegen enthalten genau die Menge an Jod, die eigentlich durch unsere Nahrung aufgenommen werden sollte.

Eine Jodprophylaxe ist besonders wichtig bei Kleinkindern, Kindern und Erwachsenen bis zum 35. Lebensjahr sowie bei »Kropffamilien«. Würde bei dieser Bevölkerungsgruppe sowie bei Schwangeren eine komplette und regelmäßige Jodprophylaxe durchgeführt werden, dürfte sich die Strumahäufigkeit in der Bundesrepublik entscheidend verringern. Rund 70 Prozent der Operationen könnten den Betroffenen erspart bleiben.

## Therapie mit Schilddrüsenhormonen

Bilden sich diffuse Kröpfe bei Säuglingen, Kindern oder Jugendlichen unter der Gabe von Jodidtabletten nicht zurück oder bestehen sie schon längere Zeit bei Erwachsenen, so ersetzt man das Jodid durch Schilddrüsenhormone.

Jodmangel führt, wie wir inzwischen wissen, schub- und phasenweise zu einer verminderten Produktion der Schilddrüsenhormone $T_3$ und $T_4$. Da dies über den Regelkreis der Hirnanhangdrüse sofort gemeldet wird, versucht diese, ein derartiges Defizit durch eine vermehrte Produktion des schilddrüsenhormonstimulierenden TSH auszugleichen. Gleichzeitig paßt sich die »Schilddrüsenfabrik« selbst dieser Forderung nach höherer Produktion an und vergrößert sich. Mit den Schilddrüsenhormontabletten versucht man, diese Forderungen und damit die Mehrausschüttung zu stoppen beziehungsweise den Hormonspiegel auszugleichen, indem man dem Organismus Schilddrüsenhormone in Tablettenform zuführt. Dadurch registriert die Hirnanhangdrüse einen ausreichenden Spiegel von Schilddrüsenhormonen im Blut und sieht sich nicht weiter veranlaßt, die Schilddrüse zu einer verstärkten Tätigkeit anzutreiben. Sie reduziert ihre TSH-Ausschüttung wieder. Gleichzeitig wird auf diese Weise die Schilddrüse beruhigt. Die »Fabrik«, sprich der Kropf, wächst nicht mehr weiter. Dafür stellt sich eine euthyreote Stoffwechsellage ein.

Die Schilddrüse kommt zur Ruhe und kann wieder auf Normalgröße schrumpfen, indem sie ihre unmäßige und unkontrollierte Hormonproduktion drosselt. Das allerdings geschieht nicht von einem Tag auf den anderen, sondern benötigt einige Zeit.

Um den gewünschten Erfolg zu erzielen, verordnet der Arzt zunächst nur niedrige Dosen von Schilddrüsenhormonen, beispielsweise 50 µg täglich, und steigert sie langsam, bis eine euthyreote Stoffwechsellage erreicht wird. Man bezeichnet dieses Vorgehen als »einschleichende Therapie«. Denn so wird der Regelmechanismus zwischen Hypophyse und Schilddrüse schrittweise abgeschaltet. Gleichzeitig beobachtet und testet der Arzt

den Patienten, um herauszufinden, wie er auf die Behandlung anspricht und wie er sie verträgt. Diese einschleichende Therapie hat außerdem den Vorteil, daß beim älteren Menschen Herzbeschwerden vermieden werden.
Wegen ihrer biologischen Halbwertzeit (darunter versteht man die Zeit, die ein Medikament benötigt, bis die Hälfte seiner Substanzen wieder ausgeschieden sind) genügt die Einnahme einer einzigen Levothyroxin-Tablette täglich. Diese tägliche Einnahme muß allerdings konsequent durchgehalten werden. Wie bereits erwähnt, setzen viele Patienten ihre Hormoneinnahme ab, sobald es ihnen bessergeht oder ihr (sichtbarer) Kropf geschrumpft ist. Es muß hier noch einmal betont werden: Ein Kropf ist kein kosmetisches Bagatellproblem, sondern eine ernst zu nehmende Störung der Schilddrüse und ihrer Funktion. Auch Behandlungsversuche, bei denen dann wieder niedrigere Dosen gewählt werden, scheitern. Denn damit kann die Schilddrüse auf Dauer nicht genügend entlastet werden, sondern muß weiter Hormone produzieren.

### *Nebenwirkungen der L-Thyroxin-Behandlung*

Tatsächliche Nebenwirkungen der Levothyroxin-Präparate beziehungsweise von L-Thyroxin entstehen eigentlich nur aus der stoffwechselsteigernden Wirkung der Schilddrüsenhormone. Mißerfolge in der Behandlung sind immer zurückzuführen auf Unterdosierungen, inkonsequente Tabletteneinnahme oder auf einen Abbruch der Behandlung.
Es kommt nur sehr, sehr selten vor, daß Schilddrüsenhormone nicht vertragen werden. Darüber sollte der Patient auf jeden Fall mit seinem Arzt sprechen. Meistens genügt es, die Hormondosis vorübergehend zu reduzieren, um dann nach einigen Wochen wieder die verordnete Dosis einzunehmen. Fast immer wird das Hormonpräparat anschließend besser vertragen, weil inzwischen die Eigenproduktion der Schilddrüse weitgehend gedrosselt wurde.
Der Erfolg dieser Behandlung hängt fast ausschließlich von der »compliance« des Patienten ab, das heißt davon, wie konsequent dieser seine Tabletten einnimmt. Bricht er irgendwann die Therapie ab, weil er seinen Kropf nicht mehr spürt und sich besser fühlt, entsteht ein sogenanntes *Rezidiv*. Die Beschwerden treten nach einiger Zeit – nicht sofort, aber mit ziemlicher Sicherheit – wieder auf. Was dann passiert? Nun, dasselbe wie zuvor: Eine einschleichende Therapie mit Schilddrüsenhormonen muß erneut gestartet werden.

Eine Abhängigkeit von Schilddrüsenhormonen, von Levothyroxin, besteht nicht im Sinne einer Sucht. Sie besteht darin, daß beispielsweise ein Patient mit einer Schilddrüsenunterfunktion diesen Mangel lebenslang (!) durch synthetisch hergestellte Schilddrüsenhormone ausgleicht, indem er mit Levothyroxin substituiert. Das heißt, er gibt seinem Körper etwas, was dieser dringend benötigt, um zu funktionieren, selbst jedoch nicht mehr herzustellen in der Lage ist. Die Hirnanhangdrüse registriert, wie bereits gesagt, nicht, ob diese lebensnotwendigen Substanzen aus der eigenen Schilddrüse kommen oder durch eine Tablette. Beim Überschreiten der erforderlichen Dosis kann es zu einer vorübergehenden künstlich erzielten Schilddrüsenüberfunktion *(Hyperthyreosis factitia)* kommen mit Herzklopfen oder Herzrasen, Schwitzen, Nervosität, Unruhe und eventuellem Durchfall. Durch kurzfristiges Absetzen oder niedrigere Dosierung gehen diese Nebenwirkungen sehr rasch vorüber.
Dies kann allerdings auch Hypothyreosebetroffenen passieren, die beispielsweise Urlaub am Meer machen und sozusagen plötzlich geballt mit Jod konfrontiert werden, mit in Meerwasser gekochten Kartoffeln, Meeresfischen und -früchten. Sie verspüren möglicherweise am ersten Tag ungewohntes Herzklopfen und eine ungewöhnliche Nervosität, schwitzen oder bilden sich ein, kurzatmig zu werden. Es handelt sich um vorübergehende Symptome. Wer sich als Patient aufklären ließ, weiß nicht nur um Wirkungen und Nebenwirkungen seiner Medikamente. Er hat – hoffentlich – noch etwas anderes gelernt: in seinen Körper hineinzuhorchen und zu spüren, was ihm guttut und was nicht. Das ist übrigens etwas, was jeder von uns, ob gesund oder krank, wieder erlernen sollte.
Zurück zu unserem Urlauber mit starkem Herzklopfen. Als aufgeklärter Patient weiß er, daß sein Organismus respektive seine Schilddrüse nun – im Gegensatz zu daheim – mit einer gehörigen Portion Jod konfrontiert wurde (und zusätzlich mit Klimawechsel, Jetlag, Wärme oder Kälte, Reisestreß, jodhaltigem Seefisch usw.). Also gönnt er seinem Organismus und der Schilddrüse, die ja für den Stoffwechsel verantwortlich ist, etwas Erholung: er schläft sich aus, trinkt nicht sofort exzessiv Alkohol, meidet an den ersten Tagen die pralle Sonne – und nimmt am ersten Tag eventuell nur eine halbe Tablette seines Schilddrüsenhormons. Das heißt nicht, daß er, weil nun am nächsten Tag alle Beschwerden vorbei sind und er sich wohl fühlt, auf seine Hormontabletten für den Rest des Urlaubs verzichten kann. Es ist – wie gesagt – nur eine Lösung für einen oder höchstens zwei Tage, nur ein Rat an einen verantwortungsbewußten Patienten.

Dasselbe gilt übrigens umgekehrt: Auf extreme Streßsituationen beispielsweise in der Arbeit oder bei familiären Schwierigkeiten kann der Körper und vor allem die Schilddrüse trotz der Einnahme von L-Thyroxin mit leichten Symptomen der Hypothyreose reagieren: Kurzatmigkeit, Engegefühl im Hals, Verstopfung, Schlafstörungen trotz völliger Erschöpfung und ähnlichem. Wer gelernt hat, die Reaktionen seines Organismus zu beobachten, kann nun durchaus einmal abends zusätzlich eine halbe Schilddrüsenhormontablette einnehmen, damit er sich wieder besser fühlt.

*Dies ist kein Freibrief für eine Selbstmedikation!* Bei länger anhaltenden Beschwerden muß auf jeden Fall ein Arzt aufgesucht und die Schilddrüse gegebenenfalls »neu eingestellt« werden. Dies ist nur ein Tip für Menschen, die gelernt haben, mit ihrem Körper richtig umzugehen, und kein Ersatz für die ärztliche Untersuchung und Diagnose!

Kontraindikationen gegen Levothyroxin-Präparate bestehen nur bei bestimmten Herzerkrankungen, auf die hier nicht näher eingegangen werden soll. Letztendlich muß stets der Arzt die Diagnose nach einer eingehenden Untersuchung stellen und festlegen, welches Präparat in welcher Dosierung Ihre Probleme beseitigt.

### *Kombinationspräparate aus Levothyroxin und Jodid*

In einigen Präparaten wird Levothyroxin mit Jod kombiniert angeboten (z.B. Jodthyrox®: 100 μg Levothyroxin + 100 μg Jod), eine Therapieform, die von einigen Ärzten bevorzugt wird. Unklar bis heute ist, ob diese Kombinationsform sinnvoller ist als das reine Schilddrüsenhormon.

Infolge des Regelkreises bremst das Thyroxin ja die Ausschüttung von TSH aus der Hypophyse, welches die Schilddrüse zur Produktion von T3 und T4 anregen soll. TSH ist aber auch verantwortlich für die Aufnahme von Jod in die Schilddrüse (was der Hypothyreotiker – siehe oben – spürt, wenn er ans Meer fährt). Man fragt sich nun, ob nicht die Zugabe von Jod zu Levothyroxin überflüssig ist, besonders da ja den Patienten geraten wird, nach wie vor mit Jod angereichertes Kochsalz zu verwenden.

Eine Ausnahme bildet sicherlich die Schwangerschaft. Levothyroxin muß während der Schwangerschaft eingenommen werden, um Schäden am Ungeborenen zu vermeiden. Andererseits soll dessen Jodbedarf gewährleistet sein. Durch die Gabe von Schilddrüsenhormon an die Mutter wird die TSH-Ausschüttung aus der Hypophyse, die etwa mit dem dritten Lebensmonat beginnt, nämlich nicht gebremst.

*Indikationen für das Schilddrüsenhormon Levothyroxin*

Eine Substitution mit Schilddrüsenhormonen wird bei zahlreichen Schilddrüsenerkrankungen eingesetzt, beispielsweise bei den meisten Formen einer Jodmangelstruma *(endemischer Kropf)*, bei Hypothyreose, bei Schilddrüsenentzündungen, in einer gewissen Phase der Behandlung einer Hyperthyreose sowie – unter bestimmten Voraussetzungen – als Rezidivvorbeugung nach Operation und Radiojodtherapie.

Es kann nicht oft genug wiederholt werden: Etwa die Hälfte der Patienten, die mit Schilddrüsenhormonen substituiert werden, setzen irgendwann das Präparat ab. Das ist falsch!

Levothyroxin muß täglich und meist lebenslang eingenommen werden! Ausnahme: Der Arzt sagt Ihnen, daß Sie das Präparat absetzen können oder daß Sie auf ein anderes Präparat wechseln sollen. Denken Sie nicht lange darüber nach, daß Sie nun ein »Hormon« einnehmen. Zwischen beispielsweise Dopinghormonen und Schilddrüsenhormonen besteht ein himmelweiter Unterschied! Es handelt sich hier nicht um etwas Fremdes, das Ihren Körper aufputschen soll, sondern um etwas normalerweise Körpereigenes, zu dessen Produktion Ihre Schilddrüse – bei Hypothyreose beispielsweise – nicht mehr in der Lage ist. Die chemische Zusammensetzung synthetisch hergestellter Schilddrüsenhormone ist identisch mit der Zusammensetzung der Hormone, die Ihre Schilddrüse selbst herstellt. Ihrer Schilddrüse wird durch die Zufuhr des fertigen Produktes lediglich Arbeit abgenommen. Und Ihrem Körper wird das zugeführt, was er für einen ausgeglichenen Stoffwechsel benötigt.

## Therapie mit Thyreostatika

Wir haben nun von zwei Präparaten gehört, die den Stoffwechsel stimulieren. Diejenigen, die »bremsen«, sind die Thyreostatika, die »Schilddrüsenstopper«. Ihre Aufgabe ist, die überschießende Produktion von Schilddrüsenhormonen zu stoppen (s. S. 49).

Daß es dabei unterschiedliche Zusammensetzungen von Substanzgruppen gibt, wurde bereits erwähnt, ebenso, daß sie an unterschiedlichen Punkten in die rasende Stoffwechselfahrt eingreifen.

Eingesetzt werden sie bei *Hyperthyreose,* bei der Überproduktion von Schilddrüsenhormonen, sowie vor allem auch bei Morbus Basedow. Thyreostatika sind – im Gegensatz zu den Levothyroxinen – »richtige« Medikamente, bei denen einige Vorsichtsmaßnahmen beachtet werden müs-

sen. Nimmt beispielsweise ein Patient die Thyreostatika gegen seine Hyperthyreose einige Wochen länger als verordnet, so können diese Medikamente die Überfunktion in einer Unterfunktion verwandeln.
Hier gilt also ebenfalls: Die Anordnungen des Arztes beachten und exakt befolgen. Schließlich wollen Sie doch wieder gesund werden!

## Stationen des Fortschritts in der medikamentösen Schilddrüsenbehandlung

Von den Meerschwämmen, mit denen man jahrhundertelang – mehr oder weniger erfolgreich – Kröpfe behandelte, haben Sie bereits zu Anfang dieses Kapitels gehört. Die Frage ist, ob wir heute auf Therapieformen zurückgreifen sollen, die vor Hunderten von Jahren angewandt worden sind, oder ob wir Nutzen aus den Fortschritten ziehen, welche die (Medizin-)-Wissenschaft gemacht hat:

1821 wurde erstmals der Meerschwamm zur Kropftherapie durch Jod abgelöst.
1835 beschrieb R.J. Graves, was eine Hyperthyreose ist.
1840 erklärte der Merseburger Arzt Dr. von Basedow den »Exophthalmos durch Hypertrophie des Zellgewebes in der Augenhöhle«, uns heute bekannt als Morbus Basedow.
1883: Der Berner Professor Theodor Kocher berichtet über seine 101 Kropfoperation und gilt seitdem als Pionier der Kropfchirurgie.
1892 wurde von dem englischen Arzt H. W. G. Mackenzie die erste orale (über den Mund) Behandlung einer Hypothyreose mit Schilddrüsenextrakt entwickelt.
1894 begann die Strumatherapie mit Schilddrüsenextrakt.
1912 beschrieb der Japaner H. Hashimoto zum erstenmal die Autoimmunthyreoiditis, die *Hashimoto-Thyreoiditis.*
1915 wurde von dem Amerikaner E. C. Kendall das Schilddrüsenhormon Thyroxin entdeckt.
1923 beschrieb H. S. Plummer von der Mayo-Klinik den Einsatz von Jodid zur präoperativen Behandlung von Hyperthyreose-Patienten (»Plummerung«).
1927 wurden von dem Amerikaner Ch. R. Harington die Struktur und die Synthese des Thyroxin aufgedeckt.
1951: Einführung von Carbimazol in die medikamentöse Hyperthyreosetherapie.

1954 erst entdeckten J. Gross und R. Pitt-Rivers das zweite Schilddrüsenhormon Trijodthyronin.
1959 wurde die Schilddrüsendiagnostik revolutioniert: durch die Entdekkung der Radioimmunassay.
1969 gelang den Franzosen R. Burgus und R. Guillemin die Strukturaufklärung des Thyrotropin-Releasing-Hormons, des TRH.
1970 wurde die physiologische Basis für die Substitutionstherapie mit reinem Levothyroxin geschaffen.
Nach derartig vielen Forschungen über die Funktion der Schilddrüse und ihrer Hormone noch einmal die Frage: Ziehen Sie immer noch die Meerschwämme der Antike zur Behandlung Ihres Kropfes vor? Ein Mittel, das dem Körper sicherlich wesentlich »fremder« und »widernatürlicher« ist als die genaue Nachahmung der körpereigenen Schilddrüsenhormone?
Ein homöopathisches Mittel sollte hier nicht unerwähnt bleiben: Extrakte aus *Wolfstrapp* (Lycopus europaeus) wurden eingehend untersucht und werden gelegentlich bei leichten Schilddrüsenüberfunktionen eingesetzt.

## b) Chirurgische Therapie

Die meisten Krankheiten der Schilddrüse können mit Medikamenten behandelt werden. Dennoch gibt es Schilddrüsenerkrankungen, bei denen eine Operation die bessere Lösung darstellt oder sogar zwingend notwendig wird. So hilft bei großen und vor allem bei bereits knotig veränderten Kröpfen oft nur noch die Operation mit dem Ziel, die mechanischen, funktionellen und in Einzelfällen auch die bösartigen Veränderungen der Schilddrüse möglichst dauerhaft zu beseitigen.
Die Operation des gutartigen Knotenkropfes ohne Überfunktion zählt zu den häufigsten chirurgischen Eingriffen.
Diese Operation wird meistens bei Patienten durchgeführt, bei denen sich die Schilddrüse so vergrößert hat, daß sie ihnen Atemnot, ständiges Druckgefühl und Schluckbeschwerden bereitet. Rund 90 000 Kröpfe werden jährlich operiert, Folgen des Jodmangels und einer ungenügenden Prophylaxe mit Jod.
Auf jeden Fall muß der Patient vor einer Operation eingehend untersucht werden. Um bei der Operation gezielt vorgehen zu könnnen, ist es für den Chirurgen wichtig zu wissen, wo die krankhaften Schilddrüsenteile liegen, wie weit und wie tief sie sich ausgedehnt haben.

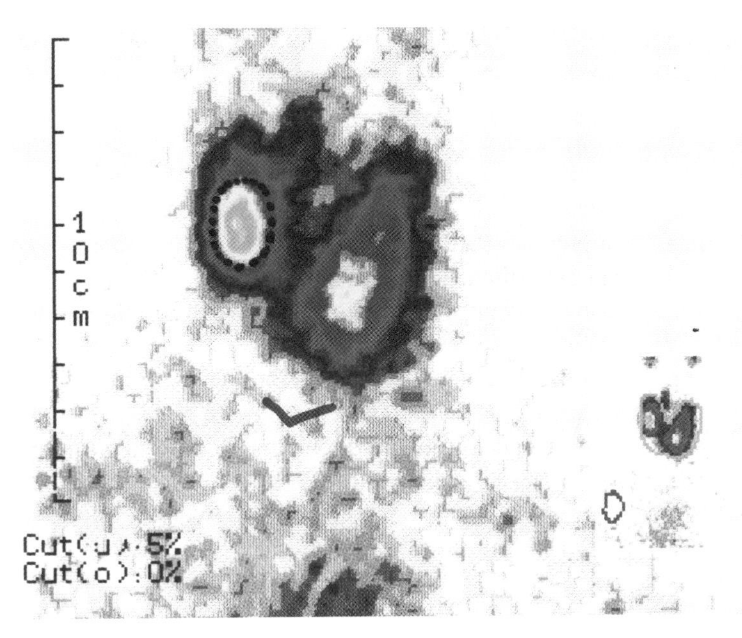


*Szintigramm: »Heißer Knoten im rechten Schilddrüsenlappen«.*
*Abbildung: Prof. Dr. Mödder*

Meistens interessiert den Patienten die Narbe, die ihm von der Operation bleibt. Sie ist eigentlich das geringste Problem. Fast alle Operateure legen einen »Kragenschnitt« an, der quer verläuft. Die Narbe verschwindet dann später in einer Falte am unteren Halsansatz.
Wichtiger ist, was während der Operation passiert – und das richtet sich nach der Art der Erkrankung und der Technik des Operateurs. Deswegen kann in einem Buch nur ein pauschaler Überblick gegeben werden.
Professor Mödder beschreibt die einzelnen Vorgehensweisen folgendermaßen:
»Bei einer Schilddrüsenautonomie strebt man eine ›funktionskritische Resektion‹ an, also eine möglichst selektive Entfernung des kranken Schilddrüsengewebes unter möglichst weitgehender Schonung der gesunden Anteile.
Die immunogene Hyperthyreose, bei der die gesamte Schilddrüse erkrankt ist, erfordert eine ausgedehnte Resektion mit Belassen eines kleinen Restes von nicht mehr als 4 bis 6 Gramm (›subtotale Thyreoidektomie‹). Andernfalls kommt es leicht zu Hyperthyreoserezidiven.

Beim endemischen Kropf (›blande Struma‹ oder ›euthyreote Struma‹) ergibt sich die Notwendigkeit dann, wenn die Struma die Halsorgane (Luftröhre) beeinträchtigt.«
Bei differenzierten Schilddrüsenkarzinomen wird eine »totale Thyreoidektomie« notwendig. Dabei entfernt man die Schilddrüse vollständig. Der Chirurg wird jedoch darauf achten, daß der auf beiden Seiten durch die Schilddrüse laufende Stimmbandnerv und die an der hinteren Schilddrüsenkapsel liegenden Nebenschilddrüsen nicht beschädigt werden. Im Bereich der Schilddrüse liegende Lymphknoten können gegebenenfalls bei dieser Operation gleichzeitig entfernt werden.
Operationen sind immer schwere Eingriffe mit Schnitten und daraus resultierenden Narben. Das mag für viele selbstverständlich klingen, aber diese Schnitte zertrennen nicht nur die obere Haut, sondern auch tiefer gelegene Gewebe, in denen Muskeln, Sehnen, Nerven, Blutgefäße und andere Organe liegen. Deswegen sollte der Patient auch um mögliche Komplikationen wissen.

- Jede Operation, bei der der Patient in Vollnarkose versetzt werden muß, birgt ein, wenn auch geringes, *Narkoserisiko*. Bestimmte Voruntersuchungen wie EKG, Labortests und Röntgenuntersuchung der Lunge vermindern das Narkoserisiko und sind also keinesfalls überflüssig.
- In etwa 1 bis 2 Prozent aller Strumaoperationen kommt es zu einer Lähmung der Stimmbandnerven *(Recurrensparese)*. Der prozentuale Anteil einer vorübergehenden Stimmbandlähmung liegt etwas höher.
- Die ungewollt vollständige Entfernung der Nebenschilddrüsen bewirkt einen Ausfall der Parathormonproduktion, gefolgt von schweren Störungen im Kalziumstoffwechsel und von Muskelkrämpfen, der *Tetanie*. Es ist ein Fehler, der glücklicherweise außerordentlich selten vorkommt.

Nach einer operativen Verkleinerung der Schilddrüse ist fast immer eine Substitutionstherapie mit Schilddrüsenhormonen erforderlich, um einem neuerlichen Strumawachstum vorzubeugen *(Rezidivprophylaxe)*. Der Patient muß dann die Schilddrüsenhormone lebenslang einnehmen, und zwar regelmäßig, denn sonst »feiert« er in einigen Jahren Wiedersehen mit seinem Operateur, oder er lernt die Radiojodtherapie kennen. Beides ist überflüssig wie der berühmte Kropf, wenn der Patient sich an die Anweisungen der behandelnden Ärzte hält.

## c) Radiojodtherapie

Wenn nach einer Schilddrüsenoperation wieder Kropfgewebe nachwächst, bei einem autonomen Adenom beispielsweise, oder wenn das Risiko für eine Operation zu groß ist, kann statt dessen eine Behandlung mit radioaktivem Jod durchgeführt werden. Für die Radiojodbehandlung ergeben sich ähnliche Indikationen wie für die operative Therapie. Eine Ausnahme sind Knoten, bei denen der Verdacht auf Schilddrüsenkrebs besteht und die unbedingt operativ entfernt werden sollten.
Nach Voruntersuchungen und ambulanten Messungen *(Radiojodtest)* wird mit dem Patienten ein Termin zur stationären Aufnahme festgelegt.
Also doch etwas Gefährliches, werden einige nun einwenden! Nein, es geht darum, daß der Patient auf eine Spezialstation muß, weil dies unser Strahlenschutzgesetz vorschreibt. Das von der Schilddrüse aufgenommene radioaktive Jod, das mit dem Harn ausgeschieden wird, sammelt man bei uns in besonderen Toiletten, damit die radioaktiven Ausscheidungen nicht in öffentliche Abwässer gelangen. Während dieser Zeit darf der Patient auch keinen Besuch empfangen. Denn er ist ja in gewisser Hinsicht zur Strahlenquelle geworden. Er würde sonst für seinen Besucher zu einer (überflüssigen) Strahlenbelastung. So schreibt es unsere Gesetzgebung vor.
Dies vermittelt nicht zuletzt auch vielen Ärzten das Gefühl, eine Radiojodtherapie sei besonders risikoreich. Auch, weil sie in Deutschland bei gutartigen Schilddrüsenerkrankungen erst nach dem 35. bis 40. Lebensjahr erlaubt ist.
In den USA, die bekanntlich außerordentlich streng sind im zivilen Umweltschutz und in der Kontrolle der medizinischen Behandlungen, gibt es keine derartige Strahlenschutzgesetzgebung wie hier.
Dort erhält der Patient seine Therapiekapsel ambulant und geht dann, mit einigen schriftlichen Anweisungen versorgt, nach Hause. Auch die bei uns vorgeschriebene »Altersgrenze« kennt man in den Vereinigten Staaten nicht. Dort werden sogar Kinder mit Radiojod behandelt. Inzwischen empfehlen auch bei uns offizielle Fachgremien, die Altersgrenze fallenzulassen. Man weiß seit vielen Jahren, daß die Radiojodtherapie absolut unschädlich ist.
Was passiert dabei nun eigentlich?

Auf einer nuklearmedizinischen Spezialstation schluckt der Patient eine Kapsel mit der für ihn durch Voruntersuchungen errechneten Dosis Jod-131. Und das ist alles!
Das radioaktive Jod wird vom »heißen Knoten« angezogen. Das radioaktive Jodisotop Jod-131 sendet Gammastrahlen und Betastrahlen aus, wobei die Betastrahlen die therapeutisch wirksame Komponente enthalten. Dank ihrer geringen Reichweite werden fast ausschließlich die krankhaften Zellen des Knotens »bestrahlt«. Die Dosis von Jod-131 wurde vorher so berechnet, daß sie eine zelltötende Wirkung im Knoten entfalten kann. Nicht in den Knoten eindringende Reste des Jod-131 setzen sich nirgends anders fest, sondern werden über den Urin wieder ausgeschieden.
Bereits während der ersten Tage des stationären Aufenthaltes beginnt die heilende Wirkung des Radiojods im Schilddrüsenknoten, oft ohne daß der Patient schon etwas davon spürt. Daß der Knoten kleiner geworden oder sogar verschwunden ist, merkt er oft erst Wochen später. In 60 bis 80 Prozent der Fälle können so Luftnot, Druckgefühl und Schluckbeschwerden beseitigt werden. Der Zeitpunkt der Entlassung aus dem Krankenhaus ist unterschiedlich: frühestens 48 Stunden nach Gabe der Jod-131-Kapsel und bei Erreichen einer Reaktivität von 2 mCi Jod 131 – so schreibt es unser Strahlenschutzgesetz vor. Unter 2 mCi versteht man einen Meßwert des Jod-131, und zwar dessen »effektive Halbwertzeit«. Darunter versteht man eine Verknüpfung der »physikalischen« und der individuell unterschiedlichen »biologischen Halbwertzeit«, der Zeit, die vergeht, bis die Hälfte der aufgenommenen Radioaktivitätsdosis aus (einem Organ oder) dem Körper wieder ausgeschieden ist. Diese Aktivität wird täglich mit einer Sonde auf der nuklearmedizinischen Station gemessen.
Niemand kann also auf die Stunde genau vorhersagen, wann ein mit Jod-131 behandelter Patient die nuklearmedizinische Krankenhausstation verlassen darf. Aber insgesamt dauert der Aufenthalt natürlich weit weniger lang als nach einer Operation.
Nicht nur bei der Behandlung gutartiger Schilddrüsenerkrankungen, so behauptet Professor Mödder, sondern erst recht auch bei der Heilung der häufigsten Art von Schilddrüsenkrebs (den *differenzierten Karzinomen)* hat die Radiojodtherapie ihren unbestreitbaren Platz. Selbst Patienten mit mehreren *Metastasen* (Tochtergeschwüren) in Lunge und Skelett werden in aller Regel dauerhaft geheilt, und zwar bei ungeschmälerter Lebensqualität.
Eine Radiojodtherapie kann bei Notwendigkeit mehrmals durchgeführt

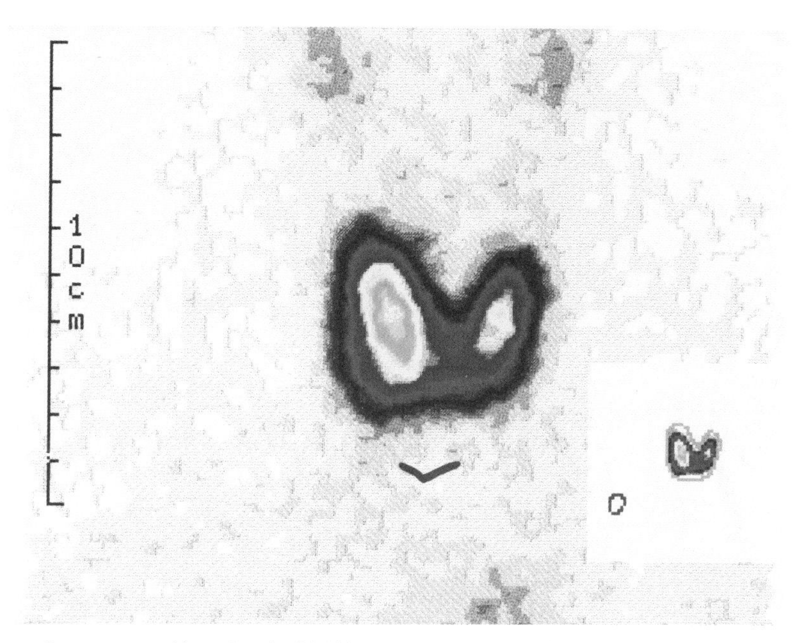


*Szintigramm: »Normal große Schilddrüse mit asymmetrisch kleinem linkem Lappen. Abbildung: Prof. Dr. Mödder*

werden. Ein Hypothyreoserisiko, wie vielfach behauptet, besteht nicht im Sinne des Wortes Risiko. Durch die Behandlung der starken Hyperthyreose (Überfunktion) wird – oft absichtlich – eine zu einem gewissen Prozentsatz bleibende Hypothyreose (Unterfunktion) induziert. Damit vermeidet man Rezidive. Es ist nämlich einfacher, eine Unterfunktion mit Schilddrüsenhormonen zu behandeln, als den Patienten immer wieder einer Behandlung von Rezidiven auszusetzen.
Eine sogenannte *Strahlenthyreoiditis,* eine lokale Entzündung nach der Radiojodtherapie, ist sehr selten und harmlos.
Zusammenfassend kann behauptet werden, daß keine nennenswerten Nebenwirkungen der Radiojodtherapie bekannt sind und daß niemand Angst vor einer derartigen Therapie seiner erkrankten Schilddrüse haben muß.

# 11. Die Rolle des dritten Schilddrüsenhormons Kalzitonin

Wir haben anfangs bereits gehört, daß die Schilddrüse neben dem Trijodthyronin ($T_3$) und dem Thyroxin ($T_4$) noch ein drittes Hormon produziert, das Kalzitonin. Es wurde erst 1961 entdeckt. Es wird nicht wie $T_3$ und $T_4$ durch das TSH der Hypophyse stimuliert, aber bisher weiß man nicht genau, wovon. Im Gegensatz zu den beiden anderen, die den Stoffwechsel steuern, wird Kalzitonin nicht in den Schilddrüsenzellen *(Thyreozyten)* gebildet, sondern in den C-Zellen, die zwischen den Follikeln liegen. Es ist ein sehr wichtiges Hormon und für die Regelung des *Kalziumstoffwechsels* im Körper unentbehrlich.

Kalzium, das am reichlichsten im Körper vorhandene Element, liefert nicht nur die Grundlage für starke Zähne und Knochen, sondern auch für die Arbeit von Muskeln, Nerven, von endokrinen und exokrinen Drüsen; es verbindet die Zellen miteinander, aktiviert Enzyme und spielt eine Rolle bei der Blutgerinnung und bei der Befruchtung, außerdem bei der Behandlung von hohem Blutdruck und vermutlich beim Schutz vor Dickdarmkrebs. Kalzium ist vor allem in frischer Milch und Milchprodukten enthalten. Als Speicher für Kalzium dienen hauptsächlich die Knochen.

Verzeichnet der Körper nun einen Überschuß an Kalzium – der Kalziumbedarf ändert sich in Abhängigkeit von Lebensalter und Lebensumständen –, so registriert das die Schilddrüse und schüttet *Kalzitonin* aus, um die Kalziumkonzentration wieder zu verringern und eine *Hyperkalzämie* zu vermeiden.

Ist dagegen der Kalziumspiegel im Blut zu niedrig, registrieren dies sofort die Nebenschilddrüsen und produzieren eifrig *Parathormon* (PTH) (s. Kap. 12), das Kalzium aus den Knochen holt.

Kalzitonin wird verantwortlich gemacht für das *medulläre Schilddrüsenkarzinom,* welches nur drei bis zehn Prozent aller Schilddrüsenkarzinome ausmacht, also äußerst selten auftritt. Das medulläre Schilddrüsenkarzinom heißt deswegen auch *C-Zell-Karzinom* und wird anhand eines erhöhten Kalzitoninspiegels im Blut festgestellt. Da es familiär gehäuft auftritt, muß in die Diagnostik die gesamte Familie einbezogen werden. Die Therapie besteht ausschließlich aus einer operativen Entfernung des entarteten Gewebes. Medulläre Schilddrüsenkarzinome sind nicht so bösartig wie die

undifferenzierten Karzinome, welche die gesamte Umgebung zerstören, jedoch gefährlicher als die differenzierten Formen.
Im Anschluß an die radikale Operation wird mit Schilddrüsenhormonen substituiert. Da die C-Zellen keinerlei Beziehung zum Jodstoffwechsel haben, kommt bei dieser Krebsbehandlung eine Radiojodtherapie nicht in Frage.

# 12. Welche Rolle spielt das Parathormon?

Wenn zuviel Kalzium durch Nieren und Darm ausgeschieden wird oder wenn überhaupt der Kalziumspiegel im Blut zu niedrig ist, so registrieren dies die Nebenschilddrüsen und produzieren eifrig *Parathormon (PTH)*. Dieses Hormon holt dann das notwendige Kalzium beispielsweise aus den Knochen, um den Blutspiegel wieder zu normalisieren.

PTH wird in den meist vier erbsengroßen Drüsenkörpern der Nebenschilddrüsen, die hinter den Schilddrüsenlappen liegen, gebildet. Man weiß noch nicht, wer das Parathormon steuert. Es regelt jedenfalls unabhängig von der Hirnanhangdrüse den Kalzium- und Phosphorstoffwechsel im Blut und in den Geweben.

Sinkt der Kalziumspiegel im Blut noch mehr ab und die Knochen kommen mit der Ausschüttung von Kalzium nicht mehr nach, kommt es zur *Tetanie*.

Dasselbe geschieht, wenn bei einer Schilddrüsenoperation versehentlich die Nebenschilddrüsen mit entfernt wurden. Eine Tetanie führt zu schweren Muskelkrämpfen, die den betroffenen Körperteil völlig lähmen können. Gefährlich ist eine Tetanie im Kehlkopf. Wird sie nicht rasch behandelt, kann der Betroffene an einem Verschluß der Luftröhre ersticken.

Steigt jedoch die Konzentration des PTH im Blut zu sehr an, wird den Knochen zuviel Kalzium entzogen, und sie bauen an Substanz ab. Dafür nehmen Kalzium- und Phosphatspiegel im Blut zu, was wiederum den Nebenschilddrüsen signalisiert, die Ausscheidung von Parathormon zu stoppen. Gleichzeitig bedeutet dies für die C-Zellen der Schilddrüse, Kalzitonin als Gegenspieler des Parathormons auszuschütten.

Das Kalzitonin der Schilddrüse und das Parathormon der Nebenschilddrüsen stehen also in engem Zusammenhang und in einer Wechselwirkung. Wird in der Schilddrüse zuwenig Kalzitonin hergestellt, behindert das die Bildung der Osteklasten, der Knochenabbauzellen. »Schläft« die PTH-Sekretion ein, beispielsweise bei einem länger bestehenden Östrogenmangel in den Wechseljahren, kommt der Knochenstoffwechsel völlig zum Erliegen. In so einem Fall führt eine Substitution mit dem weiblichen Hormon *Östrogen* sozusagen zu einer »Wiederbelebung« von PTH und Knochenstoffwechsel. Das ist sehr wichtig für all die Frauen, die eine Erkrankung an *Osteoporose* vermeiden möchten.

# 13. Fragen an den Schilddrüsenexperten Professor Mödder

Professor Dr. med. Gynter Mödder, der Kölner Arzt für Nuklearmedizin und Radiologie, ist nicht nur Spezialist für Schilddrüsenerkrankungen, sondern auch Autor zahlreicher Bücher und Mitglied im Verband deutscher Schriftstellerärzte und deutscher Schriftsteller. Auch zum Thema Schilddrüsenerkrankungen hat er mehrere Bücher verfaßt.

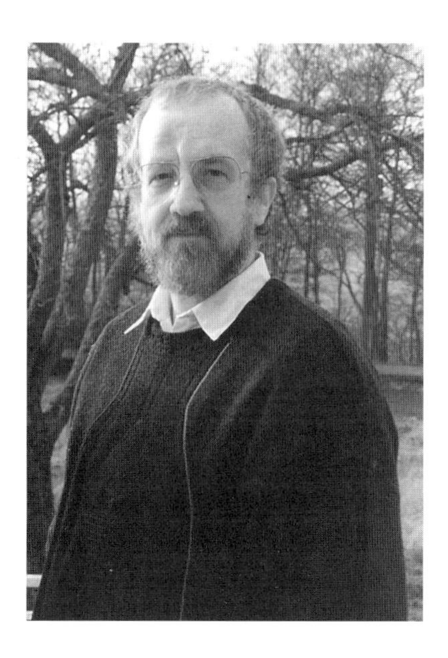

Speziell für dieses Buch beantwortete er einige Fragen, die noch einmal die Problematik von Schilddrüsenerkrankungen zusammenfassen sollen.

*Herr Professor Mödder, sind Jodmangel und daraus resultierende Erkrankungen der Schilddrüse tatsächlich bei uns ein so schwerwiegendes Problem, oder wird übertrieben?*

»Der Jodmangel ist ein Riesenproblem, weil gut dreißig Prozent der deutschen Bevölkerung eine auf Jodmangel zurückführbare Vergrößerung und/

oder Funktionsstörungen der Schilddrüse haben. Etwa zwei Milliarden DM pro Jahr kosten Diagnose, medikamentöse Therapie und etwa 90 000 vermeidbare Schilddrüsenoperationen bzw. Radiojodbehandlungen. Eine ausreichende Jodversorgung würde etwa siebzig Prozent der Kosten einsparen.«

*Man rät Schwangeren zu einem TRH-Test, oft sogar zu einer pauschalen Einnahme von Jodidtabletten während der Schwangerschaft und der Stillzeit. Kann es unerwünschte Nebenwirkungen – für Mutter und/oder Kind – geben? Ist dies bei jeder Frau notwendig?*

»Ein TRH-Test sollte bei Schwangeren nicht durchgeführt werden. Die Bestimmung der basalen TSH (also ohne Injektion von TRH) ist völlig ausreichend. Die Einnahme von Jodidtabletten während der Schwangerschaft ist eindeutig zu befürworten, da hierdurch in unserem Jodmangelgebiet die ausreichende Jodversorgung des Ungeborenen und der Mutter gewährleistet wird und das durchaus häufige Auftreten von Kröpfen bei der Mutter gegen Ende der Schwangerschaft vermieden werden kann. Die Jodidtabletten sollten auch während der Stillzeit weiter genommen werden. Unerwünschte Nebenwirkungen für Mutter und Kind sind völlig ausgeschlossen, sofern keine Schilddrüsenüberfunktion vorliegt. Eine generelle Prophylaxe mit Jodidtabletten während Schwangerschaft und Stillzeit ist sinnvoll.«

*Sollte bei dem Neugeborenen sofort die Schilddrüse untersucht werden? Gibt es eine Art Untersuchungsplan, den Sie, als Spezialist, für Säuglinge, Kleinkinder, Schulkinder usw. hinsichtlich einer Schilddrüsenvorsorge empfehlen?*

»Die Untersuchung der Schilddrüse beim Neugeborenen ist gesetzlich vorgeschrieben. Im Rahmen des sogenannten Hypothyreose-Screenings wird am fünften Tag nach der Geburt ein Blutstropfen abgenommen und darin das TSH bestimmt. Damit kann eine angeborene Schilddrüsenunterfunktion mit allergrößter Sicherheit ausgeschlossen werden.
Darüber hinaus empfehlen sich bei Kindern am Schulanfang eine Ultraschalluntersuchung der Schilddrüse und die Messung des TSH-Spiegels im Serum. Ob dies für alle Kinder durchgeführt werden sollte, ist fraglich. Aber zumindest empfiehlt sich eine solche Untersuchung, wenn in der Familie eine Schilddrüsenerkrankung bekannt ist. In ›kropfgefährdeten Fa-

milien‹ lohnt sich eine generelle Prophylaxe mit ca. 100–120 µg Jodid/ Tag.«

*Wie wichtig ist die Diagnose?*

»Vor jeder Therapie steht die Diagnose. Vor allem beim älteren Menschen ist es sehr wichtig, eine Schilddrüsenautonomie mit Sicherheit auszuschließen. Aber auch bei jeder anderen Schilddrüsenerkrankung ist eine vernünftige Diagnostik wichtig, da ja oft eine lebenslange medikamentöse Behandlung ansteht.«

*Zur medikamentösen Therapie: Gibt es Unterschiede zwischen den Schilddrüsenpräparaten bzw. zwischen den Jodidpräparaten? Welches sind die Indikationen für Kombinationspräparate?*

»Zwischen den Schilddrüsenhormonpräparaten, die in Deutschland auf dem Markt sind, gibt es keine wirklich wesentlichen Unterschiede, wenn auch jede Firma die hervorragende Bioverfügbarkeit des eigenen Präparates herausstellt. Auch zwischen den Jodidpräparaten gibt es keine nennenswerten Unterschiede. Hier bleibt zu überlegen, ob das Jodid täglich oder in einer Depotform einmal wöchentlich gegeben werden sollte. Gerade bei Kindern neige ich eher zur Gabe in Depotform. Eine Indikation für Kombinationspräparate (Schilddrüsenhormon und Jodid) ergibt sich vor allem bei Jugendlichen, da der zweifache Angriff einen besseren Effekt bringt. Die Schilddrüsenhormone führen durch eine Bremsung des TSH zu einer Verminderung des Größenwachstums der Schilddrüsenzellen. Jod führt durch eine Auffüllung des Jodpools in der Schilddrüse selbst zu einer Verminderung der Wachstumsrate der Schilddrüsenzellen. Abschließende Untersuchungen an größeren Kollektiven stehen jedoch noch aus, so daß die Frage aktuell noch nicht schlüssig zu beantworten ist.«

*Sind »alternative« medikamentöse Therapien sinnvoll oder gefährlich?*

»Der Streit zwischen Schulmedizin und ›alternativer Medizin‹ ist bezüglich der Schilddrüse ziemlich überflüssig. Denn das von Schulmedizinern verordnete Jodid ist zumindest natürlicher als z.B. der Badeschwamm. Und es ist auch zu bedenken, daß Schilddrüsenhormone ja keine Fremdsubstanzen (Pharmaka) im eigentlichen Sinne sind. Deswegen kann und sollte ja auch gerade während der Schwangerschaft – wenn erforderlich – Thyroxin weiter eingenommen werden. Bei der Therapie der Hyperthyreose halte ich eine ›alternative Therapie‹ allerdings für potentiell gefährlich, da tatsächlich hierbei – betrachten wir nur die Medikamente – nur Thyreostatika (allerdings mit Nebenwirkungen behaftet) helfen bzw. lebensrettend sein können.«

*Wie gefährlich ist Schilddrüsenkrebs? Ist es eine tödliche Erkrankung?*

»*Den* Schilddrüsenkrebs gibt es nicht. Verschiedene Formen sind bekannt. Gott sei Dank ist die weitaus am häufigsten vorkommende Form des Schilddrüsenkrebses (differenzierte Schilddrüsenkarzinome) mit einer kombinierten operativen, nuklearmedizinischen und medikamentösen Therapie fast immer zu heilen, selbst bei Bestehen von Metastasen.«

*Können Funktionsstörungen der Schilddrüse lebensgefährlich werden, beispielsweise beim Kind oder beim älteren Menschen?*

»Sebstverständlich können Funktionsstörungen der Schilddrüse lebensgefährlich werden. Vor allem beim älteren Menschen ist die reine Blickdiagnose außerordentlich schwierig, und oft geht wertvolle Zeit verloren. Eine starke Gewichtsabnahme oder auch oft kardiale (das Herz betreffende) Probleme können bei einem alten Menschen ein Hinweis auf eine Schilddrüsenüberfunktion sein. Unbehandelt kann eine solche Überfunktion durchaus zum Koma führen. Auch das Gegenteil, die Schilddrüsenunterfunktion, die oft durch chronische, vom Patienten selbst nicht bemerkte Entzündungen hervorgerufen wird, kann im Koma enden.«

*Ist eine chirurgische Therapie riskant?*

»Die übliche Kropfoperation hat heute sehr geringe Komplikationsraten; zum Beispiel besteht bezüglich einer bleibenden Lähmung eines Stimmnervs eine Komplikationsrate von ein bis zwei Prozent. Die operative Behandlung eines Basedow-Kropfes setzt jedoch einen besonders versierten Operateur voraus, um das etwas höhere Risiko ebenfalls akzeptabel zu halten.«

*Was ist der Unterschied zwischen »kalten« und »warmen« Knoten?*

»›Kalter‹ und ›warmer Knoten‹ sind szintigraphische Begriffe, die bedeuten, daß in einem ›kalten Knoten‹ wenig oder keine Aktivität angereichert wird, das heißt, daß es sich um funktionslose Areale handelt. Meist sind kalte Knoten Zysten oder inaktive harmlose Knoten. In drei Prozent der Fälle kann auch ein Schilddrüsenkrebs dahinterstecken.
Ein ›warmer Knoten‹ bezeichnet eine verstärkte Anreicherung im Szintigramm und legt damit den Verdacht auf eine zumindest lokale Überfunktion in der Schilddrüse nahe. Meist sind dann zusätzliche Untersuchungen zur Abklärung erforderlich.«

*Gibt es ganz neu entwickelte Untersuchungs- bzw. Behandlungsmethoden?*

»Wie in jedem Wissenschaftszweig gibt es auch für die Schilddrüse neue Untersuchungsmethoden und Behandlungsansätze, die teilweise jedoch nur Variationen bekannter Methoden sind, teilweise aber auch bei weitem noch keine Routinereife erlangt haben.«

*Herr Professor Mödder, vielen Dank für Ihre hilfreiche Auskunft.*

# Schluß

Innerhalb des etablierten Vorsorgesystems der gesetzlichen Krankenversicherung wird die Schilddrüse nicht berücksichtigt.
In der ambulanten Medizin wird als Folge davon die Schilddrüse erst beachtet, wenn sich die ersten Symptome einer Struma – und das entspricht bereits einer manifesten Schilddrüsenkrankheit – bemerkbar machen.
In der breiten Öffentlichkeit ist die Bedeutung der Schilddrüse und ihrer Schlüsselfunktion für den Stoffwechsel weitgehend unbekannt. Dies gilt auch für die Funktion von Jod als Ausgangsstoff für die Produktion der Schilddrüsenhormone.
Solange diese Tatsachen bei uns bestehen, müssen wir selbst für die Prophylaxe sorgen und uns darum kümmern, ob unsere Schilddrüse gesund, gefährdet oder womöglich schon krank ist. Denn wer will schon einen Kropf?

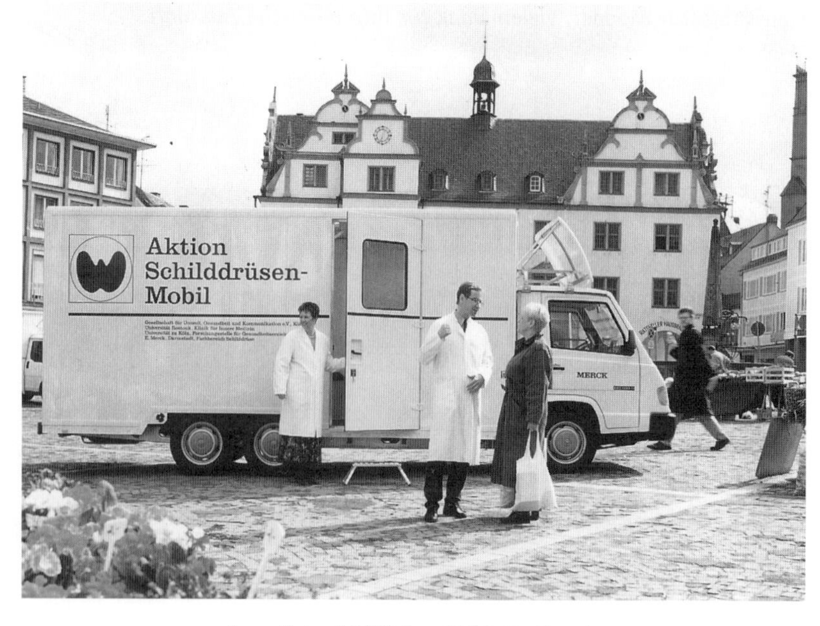


*Foto: Aktion Schilddrüsen-Mobil; GesConsult*

Die Möglichkeit für eine kostenlose Untersuchung der Schilddrüse gibt die mobile Diagnosestation. Es handelt sich um das »Schilddrüsenmobil«, das innerhalb von sieben Monaten kostenlos rund 7000 Interessenten aller Altersgruppen mittels Sonografie (Ultraschall-Untersuchung) auf ihre Schilddrüsen-Gesundheit untersucht hat. Ergebnis dieser flächendeckenden Diagnose soll ein gesamtdeutscher »Struma-Atlas« sein, der die regionale Häufigkeit von Schilddrüsen-Vergrößerungen infolge von Jodmangel aufzeigt.
Träger der Aktion Schilddrüsen-Mobil, die zur Früherkennung von Schilddrüsen-Vergrößerungen beitragen möchte, sind die Gesellschaft für Umwelt, Gesundheit und Kommunikation e.V. in Köln, die Klinik für Innere Medizin der Universität Rostock, die Forschungsstelle für Gesundheitserziehung der Universität Köln sowie das Pharma-Unternehmen E. Merck, Darmstadt.
Wer diese Möglichkeiten nicht wahrnehmen kann, sollte auf jeden Fall seinen Arzt einmal wegen der Schilddrüse konsultieren – bevor es zu spät ist.

# Literatur


ARBEITSKREIS JODMANGEL: *»Jodmangel und Schilddrüse«*, Groß-Gerau, o.J.
FORUM SCHILDDRÜSE E. V.: *»Schilddrüsenkrankheiten – Leiden im Verborgenen«*, Hamburg, o.J.
GERHARD, I. et al.: *»Diagnose und Therapie präklinischer Hormonstörungen in der Sterilitätssprechstunde unter Berücksichtigung der Schilddrüsenfunktion«*, in: Akt. Endokr. Stoffw. 9, Stuttgart 1988, S. 200–207
HERRMANN, F. / MÜLLER, P.: *»Endokrinologie für die Praxis«*, Leipzig 1992
HORSTER, F.A. / WILDMEISTER, W. / BEYSEL, D.: *»Zur Diagnostik und Therapie von Schilddrüsenkrankheiten«*, 13. Aufl., Darmstadt 1990
JOVANOVIC, Lois / SUBAK-SHARPE, GENELL J.: *»Hormone«*, München 1991
KESSLER, F.-J. / KRÜSKEMPER, H.L.: *»Krankheiten der Schilddrüse«*, in: *»Herz, Gefäße, Atmungsorgane, Endokrines System«*, Band I, Stuttgart 1984
MERCK, E. (Hrsg.): *»Schilddrüsen-Report«*, Darmstadt 1992
MÖDDER, GYNTER: *»Der Schilddrüsenpatient«*, 3. Aufl., Solingen 1991
MÖDDER, GYNTER: *»Krankheiten der Schilddrüse«*, Köln 1991
PFANNENSTIEL, PETER: *»Krankheiten der Schilddrüse«*, Stuttgart 1989
PFANNENSTIEL, PETER / SALLER, BERNHARD: *»Schilddrüsenkrankheiten – Diagnose und Therapie«*, 2. Aufl., Berlin 1991
ROSSMANITH, W.G. / SCHERBAUM W.A.: *»Neuroendokrine Regulation der Schilddrüse während des Alterns«*, in: Menopause, Hormonsubstitution heute, Band 5, o.J.
ROTHENBUCHER, GERHARD / SCHMIDT, KARL-JÜRGEN: *»Thyroxin – ein ›Geriatrikum‹?«*, Planegg 1989
*»Schilddrüse – Pionierarbeiten aus eineinhalb Jahrhunderten«*, Berlin 1987
VOLLMER, HELGA: *»Jungbrunnen Hormone«*, München, Ehrenwirth 1992
VOLLMER, HELGA: *»Die Jahre zählen nicht«*, München, Ehrenwirth 1993
VOLLMER, HELGA: *»Gynäkologie«*, Review 1990, Stuttgart 1990

Karen Acuff/Hans Finck
**Die Anti-Hefepilz-Diät**
Vitalkost gegen Candida albicans.
Ca. 120 Seiten. Pbck.
ISBN 3-431-03355-5.

Jutta Altmann-Brewe
**Zeitbombe Amalgam**
Leitfaden zur Selbsthilfe für Amalgam- und Zahnmetallgeschädigte.
2. Auflage. 160 Seiten, mit zahlr. Abbildungen. Pbck. ISBN 3-431-03342-3.

Manfred Backhaus
**Naturheilmittel gegen Umweltgifte**
Umweltbedingte Krankheiten.
140 Seiten. Pbck. ISBN 3-431-03051-3.

Dr. med. Bernard A. Bäker
**Migräne und Kopfschmerzen sind heilbar**
4. Auflage. 120 Seiten. Pbck.
ISBN 3-431-02032-1.

Erfolge aus einer 25jährigen Praxis in der Kopfschmerzbehandlung.

Dr. med. Bernard A. Bäker
**Die verrückte Bandscheibe**
Wirbelsäulenbeschwerden und ihre Behandlung.
5. Auflage. 112 Seiten mit Abbildungen.
Pbck. ISBN 3-431-02194-8.

Diana Benzaia
**Kleiner Biß mit bösen Folgen**
Erkennung, Verhütung und Behandlung von Zeckenkrankheiten.
136 Seiten. Pbck. ISBN 3-431-03343-1.

Dr. Günter Ernst/Dr. Dieter Weinert/Hans Finck
**Dem Manne kann geholfen werden**
Leitfaden zur wirksamen Hilfe und Behandlung bei Potenzstörungen.
96 Seiten. Pbck. ISBN 3-431-03286-9.

Hans Finck
**Freundliche Bakterien**
Die lebenden Pillen.
Neue Wege einer sanften Therapie durch Symbioselenkung.
2. Auflage. 112 Seiten. Pbck.
ISBN 3-431-03195-1.

Lyn Frederickson
**Wenn das Herz nicht klappt**
Das Mitralklappen-Proplaps-Syndrom-Selbsthilfeprogramm.
Ca. 160 Seiten. Pbck.
ISBN 3-431-03357-1.

Manfred Fritsch
**Gefahrenherd Mikrowellen**
Infarktrisiko und Gesundheitsgefahr durch Sendeanlagen, Mobilfunk und Mikrowellenherde. Der lebensbedrohende Elektrosmog.
272 Seiten. ISBN 3-431-03345-8.

Manfred Fritsch
**Ein Leben unter Spannung – krank durch Elektrizität**
Der alltägliche Elektrostreß.
Schutz vor Elektrosmog.
Ca. 160 Seiten. Pbck.
ISBN 3-431-03359-8.

Heide-Marie Karin Geiss
**Schuppenflechte/Psoriasis**
104 Seiten. Pbck. ISBN 3-431-03124-2.

Alternative Heilungsmöglichkeiten für Millionen von Betroffenen.

Michael A. Grenzebach
**Medizinische Haar-Analyse**
Diagnose von Mineralienmangel.
2., veränderte Auflage. 152 Seiten mit 70 Abb. Pbck.
ISBN 3-431-02735-0.

Dorothy Hall
**Handbuch Irisdiagnose**
Das Auge als Spiegel der Gesundheit.
192 Seiten mit zahlr. Abbildungen.
ISBN 3-431-03315-6.

Antje Köppern
**Alptraum Müdigkeit**
Das Symptom und was man dagegen tun kann.
160 Seiten. ISBN 3-431-03314-8.

**Ratgeber Ehrenwirth**